Gewöhnliche Differentialgleichungen

nebst Anwendungen

Von

Dr. Fritz Iseli

Professor am Technikum des Kantons Zürich
in Winterthur

Mit 57 Abbildungen

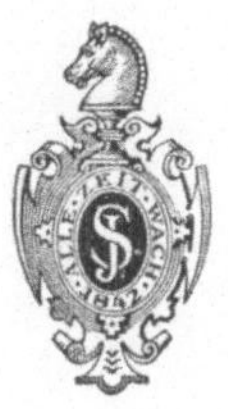

Berlin
Verlag von Julius Springer
1936

ISBN 978-3-642-51900-0 ISBN 978-3-642-51962-8 (eBook)
DOI 10.1007/978-3-642-51962-8

Vorwort.

Dieses Bändchen wendet sich an Studierende und Absolventen höherer technischer Maschinenbauschulen. Es mag aber auch Studierenden an Hochschulen gute Dienste leisten.

Man kann die Fragen aufwerfen, ob Unterricht über gewöhnliche Differentialgleichungen an einer technischen Mittelschule nötig sei und ob er Erfolg haben könne.

Viele Aufgaben der Mechanik und Elektrotechnik aus dem Unterrichtsgebiete der höheren Maschinenbauschule sind nur mittels einer Differentialgleichung lösbar. Wer sich überhaupt in naturwissenschaftliche Gebiete vertiefen will, kommt ohne Kenntnis der wichtigsten Methoden zur Lösung von Differentialgleichungen nicht vorwärts. Es ist durchaus angezeigt, an höheren Maschinenbauschulen in diesem Wissenszweige zu unterrichten. Wenn die Studierenden an funktionales Denken gewöhnt sind und über einige Kenntnisse der Differential- und Integralrechnung verfügen, so bleibt der Unterrichtserfolg nicht aus.

In diesem Büchlein wird der Versuch gemacht, das Wesentlichste über die Lehre der gewöhnlichen Differentialgleichungen in einfacher Form und unter Ausschaltung theoretischer Erwägungen zusammenzufassen.

Da es sich nicht um ein wissenschaftliches Werk handelt, so werden schwierige Existenzfragen und dergleichen absichtlich übergangen.

Im ersten Abschnitte werden Differentialgleichungen erster Ordnung betrachtet, im zweiten Differentialgleichungen zweiter Ordnung. In beiden Abschnitten werden zuerst rein theoretische Aufgaben gelöst. Dann folgen angewandte Beispiele.

Die Lösung wird jeweils eingehend diskutiert. Dies erfordert, da und dort Erklärungen einzustreuen, die mit der Aufgabe des Büchleins nur in losem Zusammenhange stehen. So werden die Rechengesetze der komplexen Zahlen hergeleitet, die Grundlage und der Gebrauch des Exponentialpapiers besprochen und die Hyperbelfunktionen eingeführt.

Zur Zeichnung der Kurven werden durchwegs die Funktionswerte ermittelt.

Winterthur, im Januar 1936.

Fritz Iseli.

Inhaltsverzeichnis.

Gewöhnliche Differentialgleichungen.

Begriff und Einteilung.

Gleichungen von der Form $f\left(x, y, \frac{dy}{dx}, \frac{dy^2}{dx^2} \cdots\right) = 0$, also Beziehungen zwischen der unabhängigen Veränderlichen x, einer Funktion y von x und Ableitungen von y nach x, heißen Differentialgleichungen. Derartige Beispiele sind:

$\frac{dy}{dx} = y' = a$; (1) $\quad y' = ax$; (2) $\quad y' = e^x$; (3)

$y' = ay$; (4) $\quad yy' - ax^2 = b$; (5) $\quad \frac{dy^2}{dx^2} = y'' = a$; (6)

$y'' = ax^2$; (7) $\quad y'' - wy = 0$; (8) $\quad ay'' - by' + cy = 0$; (9)

$$ay'' + by' + cy = d \sin x. \quad (10)$$

Differentialgleichungen enthalten mindestens einen Differentialquotienten. Dagegen müssen sie die Veränderlichen x und y selbst nicht unbedingt explizit aufweisen. In den oben angeführten Beispielen (1) und (6) fehlen beide, während in (2), (3), (4), (7), (8) und (9) je eine ausfällt.

Wir teilen die Differentialgleichungen nach der höchsten Ordnung der in ihnen enthaltenen Ableitungen in Differentialgleichungen erster, zweiter und noch höherer Ordnung ein. Die fünf ersten der angeführten Beispiele sind von der ersten, die übrigen von der zweiten Ordnung. In allen zehn Beispielen kommen nur gewöhnliche Differentialquotienten vor. Man bezeichnet sie deshalb als gewöhnliche Differentialgleichungen.

Im Gegensatz hierzu heißen Differentialgleichungen mit partiellen Differentialquotienten partielle Differentialgleichungen. Wir befassen uns nur mit gewöhnlichen Differentialgleichungen, obwohl die partiellen Differentialgleichungen noch weit wichtiger sind, weil die Funktionen vieler Anwendungen von mehr als nur einer unabhängigen Variablen abhängen.

I. Differentialgleichungen I. Ordnung.

Allgemeine Form. Richtungsfeld.

Differentialgleichungen I. Ordnung, deren allgemeinste Form $f(x, y, y') = 0$ ist, sind Beziehungen zwischen den drei Veränderlichen x, y und y'. Aufgelöst gedacht nach y' ergebe sich $y' = \operatorname{tg} \varphi = g(x, y)$, wobei φ den Winkel gegen die x-Achse bedeutet. Aus dieser Fassung erkennen wir, daß $f(x, y, y') = 0$ eine Aussage über die Anstiegsrichtung der Lösungs- oder Integralkurve im veränderlichen Punkte $P(x, y)$ ist (Abb. 1). Denkt man sich diese Konstruktion in jedem Punkt der x-y-Ebene ausgeführt, so erhält man ein Richtungsfeld.

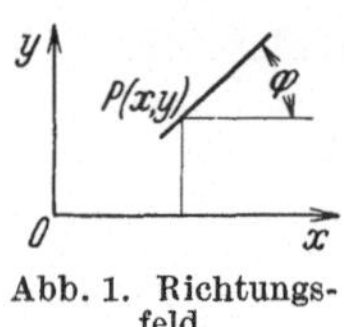

Abb. 1. Richtungsfeld.

Allgemeine und partikuläre Lösung.

Aus $y' = g(x, y)$ folge durch Integration die Funktion $h(x, y, c) = 0$, worin c die Integrationskonstante bedeutet. Diese Funktion ist die allgemeine Lösung oder Integralfunktion der gegebenen Differentialgleichung $f(x, y, y') = 0$.

Jedem Werte von c entspricht eine besondere, partikuläre Lösung, auch Einzellösung geheißen, die durch eine Kurve veranschaulicht werden kann. Der gegebenen Differentialgleichung kommen unendlich viele partikuläre Lösungen zu. Deren Schaubild ist eine Kurvenschar. Jede Kurve schreitet immer so fort, wie es das Richtungsfeld der Differentialgleichung verlangt. Durch jeden Punkt geht immer nur eine Kurve.

Wir setzen dabei voraus, y' komme in der Differentialgleichung nur im ersten Grade vor. Enthält sie beispielsweise y' im Quadrat, so sind jedem Punkte $P(x, y)$ zwei im allgemeinen verschiedene Anstiegsrichtungen zugeordnet. Beispiel: $y'^2 - x = 0$; $y' = \pm\sqrt{x}$.

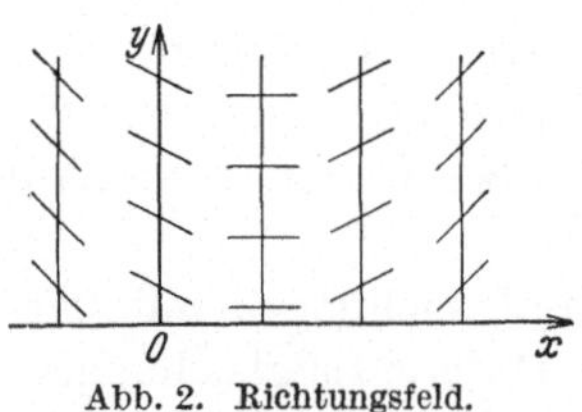

Abb. 2. Richtungsfeld.

Im einfachsten Fall entspricht einer Differentialgleichung I. Ordnung ein Richtungsfeld $y' = f(x)$, d. h. in jedem Punkte $P(x, y)$ ist der Anstieg der Kurventangente nur von der Abszisse x abhängig (Abb. 2). Die allgemeine Lösung ist $y = \int f(x)\,dx = g(x) + c$, wo c die Integrationskonstante bedeutet.

Dieser Funktion entspricht eine Schar paralleler Kurven. Setzt man nämlich etwa $c = 0$, so erhält man die Kurve $y = g(x)$. Wählt man aber $c = 1$, so stellt $y = g(x) + 1$ eine weitere Kurve dar, die gegenüber $y = g(x)$ um eine Einheit in Richtung der positiven y-Achse verschoben ist. Man erkennt, daß jedem weiteren Werte für c eine besondere Kurve entspricht. Aus diesem Grunde bezeichnet man c als variablen Kurvenparameter.

Anfangsbedingung.

In angewandten Beispielen muß aus der allgemeinen Lösung die partikuläre ermittelt werden, die der gestellten Aufgabe entspricht. Dies wird ermöglicht, wenn man die Koordinaten irgend eines Punktes $P(x, y)$ der Lösung, etwa $x = x_0$ und $y = y_0$, kennt. Ein derartiges Wertepaar wird als Anfangsbedingung bezeichnet. Setzt man x_0 und y_0 in die allgemeine Lösung ein, so kann die Integrationskonstante c als alleinige Unbekannte berechnet werden.

Ist beispielsweise die Gleichung $\frac{y'}{x} = a$ gegeben, so ist ihr Richtungsfeld durch die Beziehung $y' = ax$ bestimmt. (Man zeichne das Feld für $a = 1$.) Die allgemeine Lösung ist $y = \frac{a}{2}x^2 + c$, wo c die Integrationskonstante bedeutet. Das Schaubild der Lösung ist eine Parabelschar mit der vertikalen Achse als Symmetrieachse. Die Einzelkurven sind vertikal gegeneinander verschoben. Wir setzen nun willkürlich $x = 0$; $y = 0$ als Anfangsbedingung fest. Daraus folgt, daß auch $c = 0$ sein muß. Eine partikuläre Lösung der gestellten Aufgabe ist somit die Parabel $y = \frac{a}{2}x^2$.

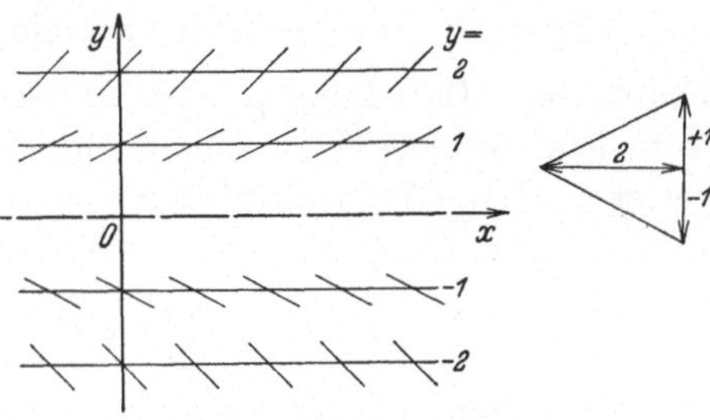

Abb. 3a und b. Richtungsfeld.

Trennung der Veränderlichen.

Als weiteres Beispiel betrachten wir $y' = ay$. Hier ist das Richtungsfeld nur von der Ordinate abhängig. Wir wollen $a = \frac{1}{2}$ setzen. Dann ist das Feld durch die Gleichung $y' = \operatorname{tg}\varphi = \frac{1}{2}y$ charakterisiert. Um von ihm eine Vorstellung zu erhalten, ziehe man in einem Achsenkreuz einige horizontale Geraden (Abb. 3a und 3b). Längs jeder Geraden ist der Anstieg konstant. Für $y = 2$ wird $y' = 1$, also $\varphi = 45°$, für $y = -2$ ist $y' = -1$; $\varphi = -45°$. Ist $y = \pm 1$, so ergibt sich $y' = \pm \frac{1}{2}$ usf. Nun kann das Richtungsfeld gezeichnet werden. Um die gegebene Gleichung $y' = ay$ rechnerisch zu lösen, schreiben wir zunächst $dy = ay\,dx$ und dann $\frac{dy}{y} = a\,dx$. Die Variablen sind nun voneinander getrennt. Kürzer ausgedrückt: Die Variablen sind getrennt. Die Integration ergibt $\ln y = ax + c$. Nun gehen wir zur Exponentialform $y = e^c e^{ax}$ über. An Stelle der Integrationskonstanten e^c schreiben wir vereinfachend k. Die endgültige Form der allgemeinen Lösung der Differentialgleichung $y' = ay$ ist $y = ke^{ax}$. Ihr entspricht eine Schar von Exponentialkurven. Man zeichne einige davon ins Richtungsfeld, unter der Annahme, es sei auch hier $a = \frac{1}{2}$.

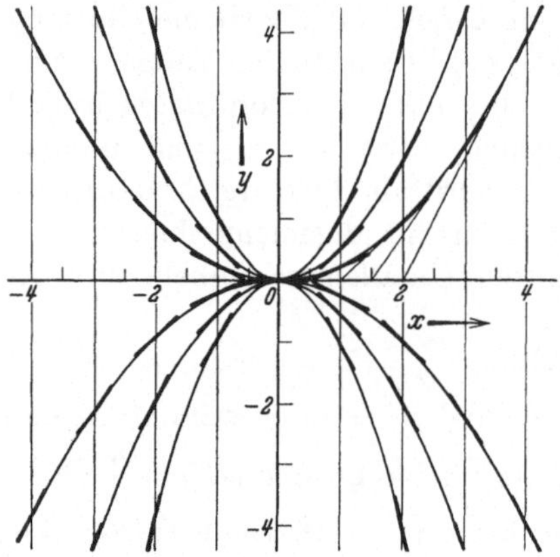

Abb. 4. Richtungsfeld.

Das Richtungsfeld hängt meist nicht nur von der Abszisse x oder der Ordinate y des veränderlichen Punktes $P(x, y)$ ab, sondern von beiden Koordinaten. Ein einfaches Beispiel hierfür ist $xy' - 2y = 0$. Für das Richtungsfeld ergibt sich $y' = \frac{y}{x/2} = \operatorname{tg}\varphi$. Durch diese Beziehung ist der Anstieg in jedem Punkte $P(x, y)$ festgelegt (Abb. 4). Nun soll die Differentialgleichung $xy' - 2y = 0$ gelöst werden. Wir multiplizieren sie zunächst mit dx und erhalten $x\,dy = 2y\,dx$. Nun dividieren wir durch xy. So entsteht

$$\frac{dy}{y} = 2\frac{dx}{x}.$$

Die Variablen sind getrennt. Nun kann integriert werden.

$$\ln y = 2\ln x + c.$$

Durch den Übergang zur Exponentialfunktion finden wir $y = e^c x^2$. Wird $e^c = k$ gesetzt, so lautet die allgemeine Lösung unserer Differentialgleichung $y = kx^2$. Ihr entspricht die Parabelschar der Abb. 4. Wird beispielsweise verlangt, daß eine Parabel durch $P(4, 4)$ geht, so ergibt sich die partikuläre Lösung $y = \frac{1}{4}x^2$.

Einfache Beispiele.

1. $y + xy' = 0$. Die Trennung der Variablen führt auf $\frac{dx}{x} + \frac{dy}{y} = 0$, woraus durch Integration $\ln x + \ln y = c$ oder $xy = e^c$ folgt. Für die willkürliche Konstante e^c setzen wir vereinfachend k. Somit ist $xy = k$, eine Schar gleichseitiger Hyperbeln. Die Koordinatenachsen sind zugleich Asymptoten. Aus der gegebenen Gleichung findet man das Richtungsfeld $y' = -\frac{y}{x} = \operatorname{tg}\varphi$. Die Konstruktion des Anstiegswinkels φ in einem beliebigen Punkte $P(x, y)$ ist aus Abb. 5 ersichtlich.

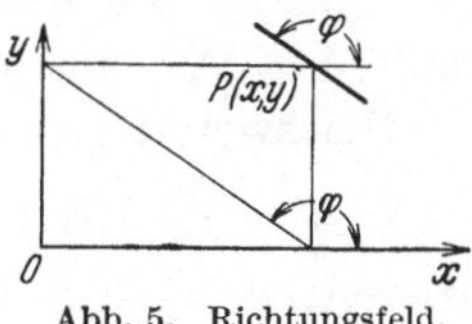

Abb. 5. Richtungsfeld.

2. $3x + 5y \cdot y' = 0$. Die allgemeine Lösung ist

$$\frac{3x^2}{2} + \frac{5y^2}{2} = k \quad \text{oder} \quad \frac{3x^2}{2k} + \frac{5y^2}{2k} = 1. \tag{1}$$

Ist k eine positive Zahl, so stellt die Funktion eine Ellipsenschar um den Nullpunkt dar. Wir erhalten für (1) eine übersichtlichere Form, wenn wir die willkürliche Konstante k durch $7{,}5k$ ersetzen.

$$\frac{x^2}{5k} + \frac{y^2}{3k} = 1. \tag{2}$$

Hiermit vergleichen wir die Achsengleichung der Ellipse

$$\frac{x^2}{a^2} + \frac{y^2}{b^2} = 1.$$

Die Halbachsen der Einzelkurven von (2) messen $a = \sqrt{3k}$ und $b = \sqrt{3k}$.

Ist k negativ, so besitzt (1) kein Schaubild; denn eine Summe von Quadraten kann nicht negativ sein.

3. $2x - 3y \cdot y' = 0$. Als allgemeine Lösung finden wir zunächst $x^2 - \frac{3}{2}y^2 = k$ oder $\frac{x^2}{k} - \frac{3y^2}{2k} = 1$. Um eine übersichtlichere Form der Gleichung zu erhalten, ersetzen wir k durch $3k$.

$$\frac{x^2}{3k} - \frac{y^2}{2k} = 1. \tag{1}$$

Wenn k eine reelle Zahl ist, so entspricht der Funktion eine Hyperbelschar. Wir müssen nun zwei Fälle unterscheiden.

Es sei k positiv. Wir vergleichen (1) mit der Achsengleichung der Hyperbel $\frac{x^2}{a^2} - \frac{y^2}{b^2} = 1$, wo a die halbe Hauptachse und b die halbe Nebenachse bedeutet, und finden $a = \sqrt{3k}$ und $b = \sqrt{2k}$.

Es sei k negativ. Wir schreiben deshalb (1) in der Form $\frac{y^2}{2k} - \frac{x^2}{3k} = 1$, worin k nun wieder positiv ist. Ihr stellen wir $\frac{y^2}{b^2} - \frac{x^2}{a^2} = 1$ gegenüber. Die halbe Hauptachse jeder Hyperbel mißt $b = \sqrt{2k}$ und die halbe Nebenachse $a = \sqrt{3k}$.

Die zwei Hyperbelscharen besitzen die gleichen Asymptoten.

4. $y' = \frac{a}{x}$. Wir trennen die Variablen, $dy = a\frac{dx}{x}$ und integrieren: $y = a \ln x + c$. Falls $x > 0$ ist, so stellt die allgemeine Lösung eine Schar logarithmischer Linien dar. Die Einzelkurven sind in Richtung der vertikalen Achse gegeneinander verschoben.

5. $y' + xy = 0$. Nach der Trennung der Variablen führt die Integration auf die Funktion $\ln y = -\frac{x^2}{2} + c$. Nun gehen wir zur Exponentialfunktion über (Entlogarithmieren, Delogarithmieren). $y = e^c e^{-x^2/2}$. Schließlich setzen wir $e^c = k$; $y = ke^{-x^2/2}$. Man überzeuge sich, daß die vertikale Achse die Symmetrieachse aller Einzelkurven ist. Die horizontale Achse ist die Asymptote der Kurvenschar.

6. $y'^2 - \frac{a}{x} = 0$. $(y + c)^2 = 4ax$ oder $x = \frac{1}{4a}y^2 + \frac{c}{2a}y + \frac{c^2}{4a}$. Hier handelt es sich um eine Parabelschar. Die Achse jeder Einzelkurve verläuft horizontal. Man zeichne die Parabel, wenn $a = 1$ und $c = 2$ ist, also $x = \frac{1}{4}y^2 + y + 1$. Werden weitere Kurven gezeichnet, so ist zu bedenken, daß $a = 1$ beibehalten werden muß.

7. $\ln y' = \frac{x}{a}$. Zunächst ist $y' = e^{x/a}$ oder $dy = e^{x/a}dx = ae^{x/a}d\left(\frac{x}{a}\right)$. Die Integration führt auf $y = ae^{x/a} + c$, also auf eine Schar kongruenter Exponentialkurven, die in vertikaler Richtung gegeneinander verschoben sind.

8. $y' = a\cos\omega t$; $dy = a\cos\omega t\,dt = \frac{a}{\omega}\cos\omega t \cdot d(\omega t)$; $y = \frac{a}{\omega}\sin\omega t + c$, eine Schar vertikal verschobener Sinuskurven mit der Winkelgeschwindigkeit ω.

9. $y'\sqrt{a^2 - x^2} = a$; $dy = \frac{a\,dx}{\sqrt{a^2 - x^2}} = \frac{dx}{\sqrt{1 - (x/a)^2}} = \frac{a\,d(x/a)}{\sqrt{1 - (x/a)^2}}$;

$y = a \cdot \arcsin(x/a) + c$. Diese Funktion soll nach x aufgelöst werden. Zunächst ist $\frac{y-c}{a} = \arcsin\frac{x}{a}$, d. h. $\frac{y-c}{a}$ ist der Arcus, dessen Sinus x/a ist. Aus Abb. 6 liest man nun ohne Schwierigkeit

$$\frac{x}{a} = \sin\frac{y-c}{a},$$

woraus folgt

$$x = a\sin\frac{y-c}{a}.$$

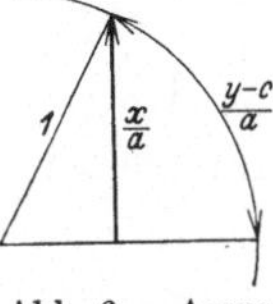

Abb. 6. Arcusfunktion.

10. $y' - y\sin x = 0$; $y = ke^{-\cos x}$, wenn $e^c = k$ ist. Man zeichne eine Einzelkurve, etwa für $k = 1$. Kurvenpunkte findet man leicht für die Abszissen $0, \frac{\pi}{2}, \pi, \frac{3}{2}\pi, 2\pi \ldots$

11. $\sqrt{1-y^2} + \sqrt{1-x^2}\,y' = 0$; $\arcsin x + \arcsin y = c$.

12. $x \operatorname{arctg} x - yy' = 0$; $y\,dy = x\operatorname{arctg} x\,dx$; $\frac{y^2}{2} = \int x \operatorname{arctg} x\,dx$. Dieses Integral läßt sich partiell lösen.

$$u = \operatorname{arctg} x; \quad du = \frac{dx}{1+x^2}; \quad dv = x\,dx; \quad v = \frac{x^2}{2};$$

$$\frac{y^2}{2} = \frac{x^2}{2}\operatorname{arctg} x - \frac{1}{2}\int\frac{x^2\,dx}{1+x^2}; \qquad y^2 = x^2\operatorname{arctg} x - \int\frac{x^2\,dx}{1+x^2}.$$

Das neue Integral formen wir durch Division wie folgt um:

$$\int\frac{x^2\,dx}{1+x^2} = \int\left(1 - \frac{1}{1+x^2}\right)dx = x - \operatorname{arctg} x.$$

Zusammengefaßt

$$y^2 = x^2\operatorname{arctg} x - x + \operatorname{arctg} x + c$$
$$= (x^2+1)\operatorname{arctg} x - x + c.$$

13. $y' + y\operatorname{arctg} x = 0$; $\ln y = -\int \operatorname{arctg} x\,dx$. Man kann partiell integrieren.

$$u = \operatorname{arctg} x; \quad du = \frac{dx}{1+x^2}; \quad dv = dx; \quad v = x;$$

$$\ln y = -x\operatorname{arctg} x + \int\frac{x\,dx}{1+x^2}.$$

Dieses Integral kann so umgeformt werden, daß der Zähler das Differential des Nenners wird.

$$\int\frac{x\,dx}{1+x^2} = \frac{1}{2}\int\frac{d(1+x^2)}{1+x^2} = \frac{1}{2}\ln(1+x^2) = \ln\sqrt{1+x^2}.$$

Folglich ergibt sich

$$\ln y = -x \operatorname{arctg} x + \ln \sqrt{1+x^2} + c$$

oder

$$y = e^c e^{-x \operatorname{arctg} x} \cdot \sqrt{1+x^2} = k e^{-x \operatorname{arctg} x} \cdot \sqrt{1+x^2}.$$

14. $yy' - ax = b$. Nach der Trennung der Variablen ergibt die Integration $\frac{y^2}{2} = \frac{a x^2}{2} + bx + c$ oder $y^2 = ax^2 + 2bx + k$ und weiter

$$ax^2 - y^2 + 2bx + k = 0, \qquad (1)$$

eine Schar von Kegelschnitten. Um diese näher zu untersuchen, vergleichen wir die Funktion (1) mit der allgemeinen Gleichung zweiten Grades mit zwei Variablen

$$Ax^2 + Bxy + Cy^2 + Dx + Ey + F = 0. \qquad (2)$$

Je nachdem $B^2 - 4AC \gtreqless 0$ ist, stellt bekanntlich die Gleichung eine Hyperbel, eine Parabel oder eine Ellipse dar, sofern ihr überhaupt eine Kurve entspricht. Durch Vergleichung von (1) mit (2) erkennt man: Gleichung (1) ist eine Hyperbelschar, wenn a positiv ist. Für $a = 1$ werden die Hyperbeln gleichseitig. Ist aber a negativ, so ist (1) eine Ellipsenschar, im Sonderfall, $a = -1$, eine Kreisschar.

15. $\varrho \cos\varphi - \sin\varphi \cdot \varrho' = \varrho$; $\frac{d\varrho}{\varrho} = -\frac{1-\cos\varphi}{\sin\varphi} d\varphi$. Zähler und Nenner der rechten Seite formen wir um:

$$\frac{d\varrho}{\varrho} = -\frac{2\sin^2\varphi/2 \cdot d\varphi}{2\sin\varphi/2 \cdot \cos\varphi/2} = -\frac{\sin\varphi/2}{\cos\varphi/2} d\varphi = 2 \cdot \frac{d(\cos\varphi/2)}{\cos\varphi/2}.$$

Nun kann integriert werden.

$$\ln\varrho = 2\ln\cos\varphi/2 + c = \ln\cos^2\varphi/2 + c$$

oder

$$\varrho = e^c\cos^2\varphi/2 = r \cdot 2\cos^2\varphi/2 = r \cdot (1+\cos\varphi), \text{ wo } e^c = 2r.$$

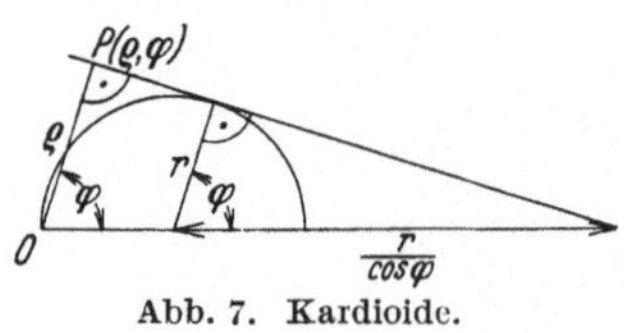

Abb. 7. Kardioide.

Das Resultat ist eine Schar von Kardioiden (Herzlinien). Eine derartige Kurve kann als Fußpunktskurve eines Kreises, bezogen auf einen Kreispunkt O als Pol, konstruiert werden. Aus Abb. 7 entnimmt man

$$\varrho = \left(r + \frac{r}{\cos\varphi}\right)\cos\varphi = r(1+\cos\varphi).$$

16. $\frac{x}{\sqrt{1+x^2}} - \frac{1}{\sqrt{1+y^2}} \cdot y' = 0$; $\frac{x\,dx}{\sqrt{1+x^2}} = \frac{dy}{\sqrt{1+y^2}}$. Die linke

Seite kann durch die Substitution $1 + x^2 = z^2$; $xdx = zdz$ gelöst werden.

$$\int \frac{xdx}{\sqrt{1+x^2}} = \int dz = z = \sqrt{1+x^2}.$$

Umständlicher gestaltet sich die Integration der rechten Seite. Wir gehen hierzu von der Gleichung $\int \frac{du}{u} = \ln u$ aus und substituieren $u = y + \sqrt{1+y^2}$; $du = \frac{y+\sqrt{1+y^2}}{\sqrt{1+y^2}}\,dy$. Es resultiert

$$\int \frac{dy}{\sqrt{1+y^2}} = \ln\left(y + \sqrt{1+y^2}\right)$$

und zusammenfassend

$$\ln\left(y + \sqrt{1+y^2}\right) = \sqrt{1+x^2} + c.$$

17. $\sin x \cdot \cos y - \cos x \cdot \sin y \cdot y' = 0.$

$$\frac{d\,(\cos y)}{\cos y} = \frac{d\,(\cos x)}{\cos x}; \qquad \ln\cos y = \ln\cos x + c;$$

$$\cos y = k\cos x.$$

18. $y^2 + xy^2 + (x^2 - x^2 y)y' = 0$. Man trenne die Variablen. Dann findet man

$$\ln\frac{x}{y} = \frac{x+y}{xy} + c.$$

Lineare Differentialgleichung I. Ordnung.

Eine Differentialgleichung, gleichgültig welcher Ordnung, heißt linear, wenn die abhängige Variable und ihre Ableitungen nur in der ersten Potenz vorkommen und nur additiv miteinander verbunden sind. Eine lineare Differentialgleichung I. Ordnung kann immer auf die Form $\frac{dy}{dx} + Py + Q = 0$ gebracht werden, worin P und Q Funktionen von x oder Konstanten sind. Ist hierin $Q = 0$, so spricht man von einer homogen linearen Differentialgleichung I. Ordnung. Wenn $Q \neq 0$, so ist die Gleichung inhomogen linear (inhomogen = nichthomogen).

19. $y' - y\cos x = 0$. Diese Gleichung hat die Form $\frac{dy}{dx} + Py = 0$. Also ist sie homogen linear. Ihre Lösung ist $y = k e^{\sin x}$.

20. $y' - \frac{y}{\sin\varphi} = 0$ (homogen linear). Wir trennen zunächst die Variablen.

$$\frac{dy}{y} = \frac{d\varphi}{\sin\varphi}; \qquad \ln y = \int \frac{d\varphi}{\sin\varphi} + c.$$

Um die Lösung des Integrals zu erleichtern, schreiben wir

$$\int \frac{d\varphi}{\sin\varphi} = \frac{1}{2}\int \frac{d\varphi}{\sin\varphi/2\cos\varphi/2} = \int \frac{d(\varphi/2)}{\sin\varphi/2\cos\varphi/2} = \int \frac{\frac{d(\varphi/2)}{\cos^2\varphi/2}}{\operatorname{tg}\varphi/2}$$

$$= \int \frac{d(\operatorname{tg}(\varphi/2))}{\operatorname{tg}\varphi/2} = \ln\operatorname{tg}\varphi/2 .$$

Mithin gilt $\ln y = \ln\operatorname{tg}\varphi/2 + c$ oder nach dem Übergang zur Exponentialfunktion

$$y = k\operatorname{tg}\varphi/2 .$$

Dieser Funktion entspricht eine Schar von Tangenskurven.

21. $\frac{dy}{dt} + ay = 0$ (1) (homogen linear). Nach der Trennung der Variablen findet man leicht $y = ke^{-at}$.

Wir wollen nun Gleichung (1) noch mittels eines anderen Verfahrens lösen. Wir versuchen, ob $y = e^{\lambda t}$ (2) bei passender Wahl von λ der gegebenen Gleichung genügt. Die Ableitung von (2) ist $\frac{dy}{dt} = \lambda e^{\lambda t}$ (3). Nun setzen wir (2) und (3) in (1) ein und erhalten $\lambda e^{\lambda t} + ae^{\lambda t} = 0$. Da $e^{\lambda t}$ für endliche Werte von t nicht verschwinden kann, so dürfen wir die letzte Gleichung durch die Exponentialfunktion dividieren. Es bleibt die Gleichung $\lambda + a = 0$ oder $\lambda = -a$ übrig. Diesen Wert für λ setzen wir in (2) ein. In $y = e^{-at}$ ist eine partikuläre Lösung der gegebenen Differentialgleichung gefunden. Hiervon kann man sich durch Einsetzen dieser Funktion und ihrer Ableitung in (1) leicht überzeugen.

Nun versuchen wir, ob $y = ke^{-at}$, worin k die Integrationskonstante bedeutet, die allgemeine Lösung sei. Dies trifft zu; denn diese Funktion genügt (1) gerade so gut wie vorhin die partikuläre Lösung.

Man überzeuge sich, daß $y = e^{-at} + c$ keine Lösung der gegebenen Differentialgleichung ist.

Wir betrachten nun noch kurz die Funktion $y = k_1 e^{-at}$, worin k_1 eine Konstante ist. Wenn $t = \frac{1}{a}$ ist, so wird $y = k_1 e^{-1} = \frac{k_1}{e} \approx 0{,}37\, k_1 \approx 37\%$ des Anfangswertes k_1 für $t = 0$. Man heißt die Zeit $\frac{1}{a} = \tau$ die Zeitkonstante der Funktion $y = k_1 e^{-at}$.

22. $\frac{dy}{dt} + ay = b$. Die Gleichung ist inhomogen linear; a und b bedeuten Konstanten.

1. Lösungsweg. Wir trennen die Variablen:

$$\frac{dy}{b - ay} = dt; \qquad \frac{d(b - ay)}{b - ay} = -a\,dt.$$

Integriert:

$$\ln(b - ay) = -at + c \qquad \text{oder} \qquad b - ay = e^c e^{-at}$$

und hieraus

$$y = \frac{b}{a} - \frac{e^c}{a} e^{-at} = \frac{b}{a} + ke^{-at}. \qquad (\alpha)$$

2. Lösungsweg. Wir substituieren $z = ay - b$; $dy = \frac{1}{a} dz$ und erhalten $\frac{dz}{dt} + az = 0$. Diese Gleichung ist homogen linear. Ihre Lösung kann mittels beider Verfahren der Aufgabe 21 bestimmt werden. Sie lautet $z = ke^{-at}$ und unter Berücksichtigung der Substitution $ay - b = ke^{-at}$ oder

$$y = \frac{b}{a} + \frac{k}{a} \cdot e^{-at} = \frac{b}{a} + K \cdot e^{-at}. \qquad (\beta)$$

Die Funktionen (α) und (β) stimmen der Form nach miteinander überein.

Wie man leicht einsehen kann, ist ihr erster Summand $\frac{b}{a}$ eine Sonderlösung der gegebenen inhomogen linearen Differentialgleichung. Der zweite ke^{-at} bzw. Ke^{-at} ist die allgemeine Lösung der homogen linearen Differentialgleichung $\frac{dy}{dt} + ay = 0$.

Aus der allgemeinen Lösung (β) greifen wir nun die partikuläre mit der Anfangsbedingung $t = 0$; $y = 0$ heraus. Wir erhalten

$$y = \frac{b}{a}(1 - e^{-at}).$$

Diese technisch wichtige Funktion soll nun diskutiert werden.

Für $t = \infty$ wird $y = \frac{b}{a} = y_e$, wo y_e der Endwert von y ist, dem diese Variable mit wachsender Zeit t zustrebt. Unsere partikuläre Lösung kann nun in der Form $y = y_e(1 - e^{-at})$ (γ) geschrieben werden. Für $t = \frac{1}{a} = \tau$ wird $y = y_e\left(1 - \frac{1}{e}\right) = 0{,}63 y_e$ $= 63\%$ des Endwertes y_e. Man bezeichnet $\tau = \frac{1}{a}$ als Zeitkonstante der Funktion (γ); $\tau = \frac{1}{a}$ ist also die Zeit, in der die Funktion (γ) auf 63% ihres Endwertes y_e anwächst.

Nun fragen wir nach der Zeit t, in der y die Hälfte des Endwertes y_e erreicht. Wir erhalten aus (γ) $\frac{1}{2} = 1 - e^{-at}$; $e^{-at} = \frac{1}{2}$ und hieraus $at = \ln 2$ oder $t = \frac{1}{a} \ln 2 = \tau \ln 2 = 0{,}69\,\tau \approx 0{,}7\,\tau$. Man bezeichnet $t = 0{,}7\,\tau$ als die Halbwertzeit der Funktion (γ).

Schließlich ermitteln wir noch die Zeit t, in der $y = 0{,}999\, y_e$ wird. In diesem Fall ergibt sich aus (γ) die Gleichung $0{,}001 = e^{-at}$ oder in Annäherung $\frac{1}{2^{10}} \approx e^{-at}$ und hieraus $t \approx 10 \cdot \frac{1}{a} \cdot \ln 2 \approx 10 \cdot \tau \cdot \ln 2$. Diese Zeit ist das Zehnfache der Halbwertzeit.

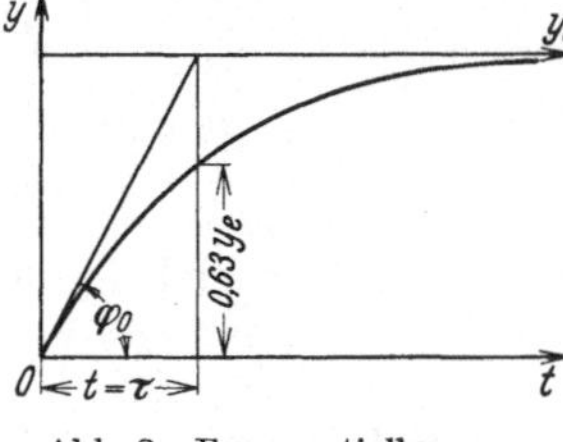

Abb. 8. Exponentialkurve.

Nun wollen wir den Anstiegswinkel φ_0 der Kurve (γ) für $t = 0$ berechnen und finden

$$\frac{dy}{dt} = \operatorname{tg} \varphi_0 = a y_e = \frac{y_e}{\tau}.$$

Um die Kurve (γ) angenähert richtig zeichnen zu können, genügt schon die Kenntnis der Werte y_e und $\tau = \frac{1}{a}$, mit deren Hilfe φ_0 konstruiert werden kann.

Beispiel:

$$y = 4(1 - e^{-\frac{1}{2}t}).$$

Also ist

$$y_e = 4; \quad 0{,}63\, y_e = 2{,}5; \quad \tau = 2; \quad \operatorname{tg} \varphi_0 = \tfrac{4}{2} = 2 \quad \text{(Abb. 8)}.$$

Komplexe Zahlen und Vektoren.

Die Lösung der folgenden Aufgabe wird durch Verwendung komplexer Zahlen wesentlich erleichtert. Diese sollen zunächst besprochen werden.

Die allgemeine Form der komplexen Zahl ist $z = x + jy$, worin x und y reelle Zahlen sind und $j = \sqrt{-1}$ bedeutet. Sie setzt sich aus der reellen Komponente x und der imaginären jy zusammen. Wir wollen nun die komplexen Zahlen geometrisch veranschaulichen und sie gleichzeitig als Vektoren deuten. Hierbei können wir uns auf Vektoren beschränken, die in einer und derselben Ebene liegen. Es ist wohl angezeigt, zu erklären, was unter einem Vektor zu verstehen ist. Definition: Ein Vektor ist eine Strecke von bestimmter Länge und bestimmter Richtung, kurz gesagt, eine gerichtete Strecke. Hierzu einige Erläuterungen und Festsetzungen.

Wenn für die Vektoren z_1 und z_2 die Gleichung $z_1 = z_2$ gilt, so sind sie gleich lang, parallel und gleichgerichtet. Damit ist ausgesagt, daß ein Vektor sich nicht ändert, wenn man ihn parallel mit sich selbst verschiebt. Unter $|z|$ versteht man die Länge des Vektors z. Man heißt $|z|$ den Betrag, auch den Absolutwert von z. Ist $|z| = 1$, so ist z ein Einheitsvektor. Der Vektor z sei um seinen Anfangspunkt, der in unserem Fall in den Nullpunkt eines rechtwinkligen Achsenkreuzes falle, drehbar. Ein derartiger Vektor ist ein Fahrstrahl oder Radiusvektor (Abb. 9). Wir legen nun in die positive Richtung der horizontalen Achse den Einheitsvektor, den wir kurz durch 1 bezeichnen und in die vertikale Achse den Einheitsvektor j. Dann wollen wir unter $1x$ oder kürzer unter x die gerichtete Horizontalkomponente von z verstehen. Wir bemerken ausdrücklich, daß der horizontale Einheitsvektor nicht hingeschrieben wird. jy ist die gerichtete Vertikalkomponente von z. Der Einheitsvektor j wird also der Ordinate y beigesetzt. Da x und y die Koordinaten des Punktes P sind, so wird $|z| = \sqrt{x^2 + y^2}$.

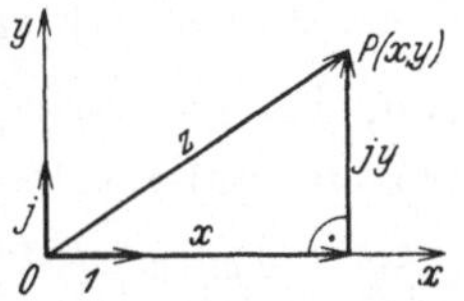

Abb. 9. Komplexe Zahl.

Die Auffassung der komplexen Zahlen als Vektoren hat sich namentlich in der Elektrotechnik als vorteilhaft erwiesen.

Die allgemeine Form der komplexen Zahl $z = x + jy$ kann leicht in die trigonometrische übergeführt werden. Aus Abb. 9 entnimmt man

$$z = x + jy = |z| \cdot [\cos\varphi + j\sin\varphi], \tag{1}$$

wo φ der Winkel von x mit z ist. Nun wollen wir zeigen, daß $\cos\varphi + j\sin\varphi$ durch $e^{j\varphi}$ ersetzt werden kann. Hierzu entwickeln wir zunächst die Funktionen $\cos\varphi$ und $\sin\varphi$ in ihre Reihen

$$\cos\varphi = 1 - \frac{\varphi^2}{2!} + \frac{\varphi^4}{4!} - \frac{\varphi^6}{6!} + - \cdots,$$

$$j\sin\varphi = j\left[\varphi - \frac{\varphi^3}{3!} + \frac{\varphi^5}{5!} - + \cdots\right]$$

und addieren die beiden Gleichungen.

$$\cos\varphi + j\sin\varphi = 1 + j\varphi - \frac{\varphi^2}{2!} - j\frac{\varphi^3}{3!} + \frac{\varphi^4}{4!} + j\frac{\varphi^5}{5!} - - + + \cdots. \tag{2}$$

Nun entwickeln wir die Exponentialfunktion $e^{j\varphi}$.

$$e^{j\varphi} = 1 + j\varphi + \frac{(j\varphi)^2}{2!} + \frac{(j\varphi)^3}{3!} + \frac{(j\varphi)^4}{4!} + \frac{(j\varphi)^5}{5!} + + \cdots$$

und unter Berücksichtigung der Beziehungen $j^2 = -1$; $j^3 = j^2 \cdot j = -j$; $j^4 = j^2 \cdot j^2 = +1$ usw.

$$e^{j\varphi} = 1 + j\varphi - \frac{\varphi^2}{2!} - j\frac{\varphi^3}{3!} + \frac{\varphi^4}{4!} + j\frac{\varphi^5}{5!} - - + + \cdots. \quad (3)$$

Aus (2) und (3) ergibt sich die Eulersche Formel

$$\cos\varphi + j\sin\varphi = e^{j\varphi} \quad (4)$$

und aus (1) und (4)

$$z = x + jy = |z| \cdot [\cos\varphi + j\sin\varphi] = |z| \cdot e^{j\varphi}. \quad (5)$$

Man bezeichnet $|z| \cdot e^{j\varphi}$ als die Exponentialform der komplexen Zahl z. Da $\sqrt{\cos^2\varphi + \sin^2\varphi} = 1$ ist, so handelt es sich in $\cos\varphi + j\sin\varphi = e^{j\varphi}$ um einen Einheitsvektor. Aus $\operatorname{tg}\varphi = \frac{y}{x}$ folgt $\varphi = \operatorname{arc\,tg}\frac{y}{x}$. In vorstehenden Beziehungen ist φ stets in Bogenmaß zu messen.

Nachstehend einige Rechnungen mittels der Funktion $z = |z| \cdot e^{j\varphi}$.

$$z = z_1 \cdot z_2 = |z_1| \cdot |z_2| \cdot e^{j\varphi_1} \cdot e^{j\varphi_2} = |z_1| \cdot |z_2| \cdot e^{j(\varphi_1 + \varphi_2)};$$

$$z = \frac{z_1}{z_2} = \frac{|z_1|}{|z_2|} \cdot e^{j\varphi_1} \cdot e^{-j\varphi_2} = \frac{|z_1|}{|z_2|} \cdot e^{j(\varphi_1 - \varphi_2)};$$

$$z^n = |z|^n \cdot (e^{j\varphi})^n = |z|^n \cdot e^{jn\varphi};$$

$$\sqrt[n]{z} = \sqrt[n]{|z|} \cdot e^{j\frac{\varphi}{n}};$$

$$\frac{1}{e^{j\varphi}} = e^{-j\varphi} = \cos(-\varphi) + j\sin(-\varphi) = \cos\varphi - j\sin\varphi;$$

$$\frac{d(e^{j\varphi})}{d\varphi} = je^{j\varphi}; \qquad \frac{d^2(e^{j\varphi})}{d\varphi^2} = -e^{j\varphi}.$$

Diese Rechenoperationen sind leicht auszuführen. Dies und der Umstand, daß die Funktion $e^{j\varphi}$ bei ihren Ableitungen erhalten bleibt, veranlassen uns, im folgenden Beispiel eine komplexe abhängige Variable zu verwenden.

An Stelle der Variablen φ tritt in angewandten Aufgaben häufig die Zeit t auf. Der Zusammenhang der beiden Veränderlichen φ und t ergibt sich durch folgende Überlegungen. Auf dem Einheitskreis benötige ein Punkt bei gleichförmiger Geschwindigkeit für einen vollen Umlauf die Zeit T und um den arc φ zurückzulegen, die Zeit t. Daher ergibt sich die Proportion $\varphi : 2\pi = t : T$ und hieraus $\varphi = \frac{2\pi}{T} t = \omega t$. Hier bedeutet $\omega = \frac{2\pi}{T}$ die Winkelgeschwindigkeit, d. h. den Arcus, den der bewegte Punkt in der Zeiteinheit zurücklegt. Die **Euler**sche Formel kann also auch in der Form $\cos\omega t + j\sin\omega t = e^{j\omega t}$ geschrieben werden.

23. $\frac{dx}{dt} + ax = b\cos\omega t$ (1) (inhomogen linear).

Gleichzeitig soll auch die Gleichung

$$\frac{dy}{dt} + ay = b\sin\omega t \tag{2}$$

gelöst werden. Wir multiplizieren (2) mit j.

$$j\frac{dy}{dt} + ajy = jb\sin\omega t. \tag{3}$$

Nun addieren wir (1) und (3).

$$\frac{dx}{dt} + j\frac{dy}{dt} + ax + ajy = b\cos\omega t + jb\sin\omega t$$

oder
$$\frac{d(x+jy)}{dt} + a(x+jy) = b(\cos\omega t + j\sin\omega t) = be^{j\omega t}.$$

Hierin substituieren wir $x + jy = z$.

$$\frac{dz}{dt} + az = be^{j\omega t}. \tag{4}$$

Diese Gleichung soll zunächst gelöst werden. Wir versuchen, ob $z = Ae^{j\omega t}$ bei passender Wahl von A eine Lösung sei. Zu dem Zwecke setzen wir diese Funktion und deren Ableitung $\frac{dz}{dt} = A \cdot j\omega e^{j\omega t}$ in (4) ein.

$$Aj\omega e^{j\omega t} + aAe^{j\omega t} = be^{j\omega t}.$$

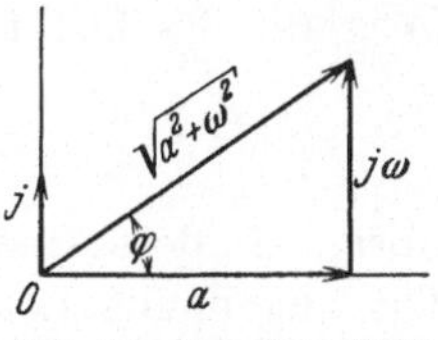

Für endliche Werte von t kann $e^{j\omega t}$ nicht Null werden. Daher dürfen wir die letzte Gleichung durch die Exponentialfunktion $e^{j\omega t}$ dividieren.

Abb. 10. Komplexe Zahl.

$$Aj\omega + Aa = b \qquad \text{oder} \qquad A = \frac{b}{a + j\omega}.$$

Der Nenner ist eine komplexe Zahl in allgemeiner Form, deren entsprechende Exponentialform nun gesucht werden soll. Aus Abb. 10 liest man

$$a + j\omega = \sqrt{a^2 + \omega^2}(\cos\varphi + j\sin\varphi) = \sqrt{a^2 + \omega^2}\, e^{j\varphi},$$

wo $\operatorname{tg}\varphi = \frac{\omega}{a}$ oder $\varphi = \operatorname{arc\,tg}\frac{\omega}{a}$ ist.

Also wird

$$A = \frac{b}{\sqrt{a^2+\omega^2}\,e^{j\varphi}} = \frac{b\,e^{\,j\varphi}}{\sqrt{a^2+\omega^2}}$$

und

$$z = \frac{b}{\sqrt{a^2+\omega^2}}\,e^{-j\varphi}\cdot e^{j\omega t} = \frac{b}{\sqrt{a^2+\omega^2}}\,e^{j(\omega t-\varphi)}\,. \tag{5}$$

Damit ist eine Lösung der Gleichung (4) gefunden, wie man sich direkt überzeugen kann. Es fällt aber auf, daß (5) keine Integrationskonstante enthält. Somit ist die allgemeine Lösung noch nicht gefunden. Man könnte vermuten, daß diese eine der Formen

$$y = \frac{b}{\sqrt{a^2+\omega^2}}\,e^{j(\omega t-\varphi)} + c \qquad \text{oder} \qquad y = c\,\frac{b}{\sqrt{a^2+\omega^2}}\,e^{j(\omega t-\varphi)}$$

erhalte. Durch Einsetzen dieser Funktionen und ihrer Ableitungen in (4) erkennt man aber, daß sie als Lösungen nicht in Frage kommen. Es bleibt nur noch eine Möglichkeit offen: Die gefundene Funktion $z = f(t)$ in (5) ist nur der eine variable Summand der allgemeinen Lösung. Der noch fehlende zweite $z_1 = g(t)$ muß die Integrationskonstante enthalten. Somit erhält die allgemeine Lösung die Form $z + z_1 = f(t) + g(t)$. Wir ersetzen nun in (4) die Variable z durch $z + z_1$.

$$\frac{d(z+z_1)}{dt} + a(z+z_1) = b e^{j\omega t}$$

oder

$$\underline{\frac{dz}{dt}} + \frac{dz_1}{dt} + \underline{az} + az_1 = \underline{b e^{j\omega t}}. \tag{6}$$

In diese Gleichung denken wir uns die Funktion z aus (5) substituiert. Dann kommen die unterstrichenen Summanden in Wegfall. Es bleibt nur die Gleichung

$$\frac{dz_1}{dt} + az_1 = 0 \tag{7}$$

übrig. Anders ausgedrückt: Wir haben (4) von (6) subtrahiert. Die allgemeine Lösung zu (7) ist

$$z_1 = k e^{-at}. \tag{8}$$

Nun addieren wir (5) und (8).

$$z + z_1 = \frac{b}{\sqrt{a^2+\omega^2}}\,e^{j(\omega t-\varphi)} + k e^{-at}. \tag{9}$$

Dies ist die allgemeine Lösung zu (4). Aus dem ersten Summanden

$$z = x + jy = \frac{b}{\sqrt{a^2+\omega^2}}\,e^{j(\omega t-\varphi)} = \frac{b}{\sqrt{a^2+\omega^2}}\left[\cos(\omega t-\varphi) + j\sin(\omega t-\varphi)\right]$$

erhalten wir in der reellen Komponente $x = \frac{b}{\sqrt{a^2 + \omega^2}} \cos(\omega t - \varphi)$ eine Lösung zu (1) und aus der imaginären nach Division durch j in $y = \frac{b}{\sqrt{a^2 + \omega^2}} \sin(\omega t - \varphi)$ eine zu (2).

Allerdings sind diese Funktionen nicht die gesuchten allgemeinen Lösungen. Es fehlt beide Male der veränderliche Summand mit der Integrationskonstanten. Um diese Ergänzungen zu bekommen, verfahren wir wie beim Lösen der Gleichung (4). Wir ersetzen in (1) die abhängige Variable x durch $x + x_1$.

$$\frac{d(x + x_1)}{dt} + a(x + x_1) = b \cos \omega t;$$

$$\frac{dx}{dt} + \frac{dx_1}{dt} + ax + ax_1 = b \cos \omega t.$$

Hiervon subtrahieren wir (1). Es bleibt die Gleichung $\frac{dx_1}{dt} + ax_1 = 0$ übrig, deren allgemeine Lösung $x_1 = ke^{-at}$ ist. Somit lautet die allgemeine Lösung zu (1)

$$x + x_1 = \frac{b}{\sqrt{a^2 + \omega^2}} \cos(\omega t - \varphi) + ke^{-at}. \tag{10}$$

Analoge Überlegungen führen zur allgemeinen Lösung zu (2).

$$y + y_1 = \frac{b}{\sqrt{a^2 + \omega^2}} \sin(\omega t - \varphi) + ke^{-at}. \tag{11}$$

Zusammenfassend stellen wir fest: Die allgemeinen Lösungen der gegebenen inhomogen linearen Differentialgleichungen

$$\frac{dx}{dt} + ax = b \cos \omega t \quad \text{und} \quad \frac{dy}{dt} + ay = b \sin \omega t$$

setzen sich je aus zwei Summanden zusammen. Der eine ist die Sonderlösung der gegebenen Gleichung. Der andere, für beide Aufgaben gleichlautend, ist die allgemeine Lösung der homogen linearen Gleichungen

$$\frac{dx}{dt} + ax = 0 \quad \text{und} \quad \frac{dy}{dt} + ay = 0.$$

Nun soll die Funktion (11) diskutiert werden. Der erste Summand $y = \frac{b}{\sqrt{a^2 + \omega^2}} \sin(\omega t - \varphi)$ ist eine harmonische Schwingung, die durch eine Sinuskurve veranschaulicht wird. Der zweite, $y_1 = ke^{-at}$, ist eine Schar aperiodischer Schwingungen. Diese können durch abnehmende Exponentialkurven dargestellt werden. Da (11) eine technisch wichtige Funktion ist, so soll sie gezeichnet werden. Zu dem Zwecke mögen für a, ω und b folgende Werte gewählt werden: $a = \frac{1}{2}$; $\omega = 1$ und $b = \sqrt{5}$. Dann wird

$$\frac{b}{\sqrt{a^2+\omega^2}} = 2; \quad \operatorname{tg}\varphi = \frac{\omega}{a} = 2; \quad \varphi = 63^\circ\,26' \approx 63^\circ.$$

Also entsteht aus (11) zunächst

$$y + y_1 = 2\sin(t - 63^\circ) + k e^{-\frac{1}{2}t}.$$

Die Integrationskonstante k bestimmen wir auf Grund der An-

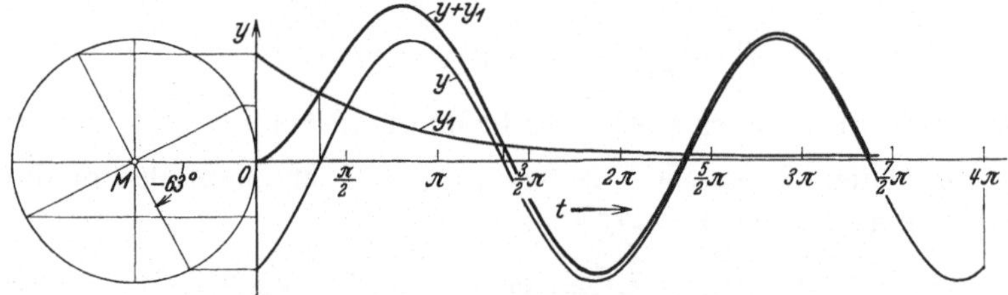

Abb. 11. Harmonische und aperiodische Schwingung.

fangsbedingung $t = 0$; $y + y_1 = 0$ und finden $k = 2 \cdot 0{,}89 \approx 1{,}8$. Die gesuchte Einzellösung ist mithin

$$y + y_1 = 2\sin(t - 63^\circ) + 1{,}8\, e^{-\frac{1}{2}t}. \tag{12}$$

Die Konstruktion der Sinuskurve $y = 2\sin(t - 63^\circ)$ ist aus Abb. 11 ersichtlich. Für die Exponentialkurve $y_1 = 1{,}8 e^{-\frac{1}{2}t}$ gilt nebenstehende Tabelle.

t	0	2	4	6
y_1	1,8	0,66	0,24	0,09

Die gesuchte Kurve (12) ergibt sich durch Addition der Ordinaten y und y_1, am einfachsten mittels des Zirkels. (Abb. 11.)

Herleitung der Differentialgleichung aus der Funktionenschar.

In den bisher betrachteten Beispielen ist immer aus einer Differentialgleichung $f(x, y, y') = 0$ (1) die Integralfunktion $g(x, y, c) = 0$ (2), worin c den Kurvenparameter (die Integrationskonstante) bedeutet, bestimmt worden. Dazu war stets die Integration der Gleichung (1) nötig. Nun soll umgekehrt aus der Funktionenschar (2) die Differentialgleichung (1) hergeleitet werden. Zu dem Zwecke differenzieren wir vorab die Funktion (2).

Für den Differentialquotienten schreiben wir $g'(x, y, c) = 0$ (3). Aus (2) und (3) eliminieren wir den Parameter c. Dies kommt nur dann in Wegfall, wenn in (3) die Größe c nicht mehr vorkommt.

24. Man bestimme die Differentialgleichung der Parabelschar, die entsteht, wenn die Parabel $y = ax^2$ längs der y-Achse verschoben wird.

Die Gleichung der Parabelschar lautet $y = ax^2 + c$, worin a eine Konstante und c den Kurvenparameter bedeutet. Die Ableitung ist $y' = 2\,ax$. Da in ihr der Parameter c fehlt, so ist sie die gesuchte Differentialgleichung.

25. Wie lautet die Differentialgleichung der Parabelschar, deren vertikale Achse die y-Achse und deren gemeinsamer Scheitel der Nullpunkt ist?

Die Integralfunktion ist $y = ax^2$, worin a der Kurvenparameter ist. Durch Differenzieren finden wir $y' = 2\,ax$. Aus den zwei Gleichungen eliminieren wir den Parameter a und erhalten $xy' - 2\,y = 0$.

26. Man suche die Differentialgleichung der Kreise, die die vertikale Achse im Nullpunkt berühren (Abb. 12).

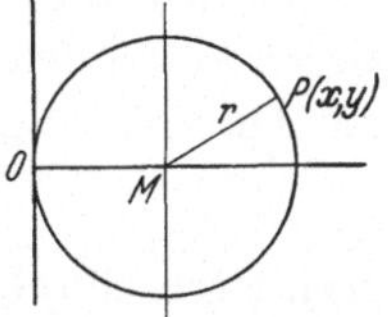

Abb. 12. Gleichung des Kreises.

Bezüglich des Mittelpunktes M lautet die Gleichung des gezeichneten Kreises $x^2 + y^2 = r^2$. Nun verschieben wir die vertikale Achse von M nach O, also um $-r$. Bezeichnen wir die neuen Abszissen durch x', so gilt zwischen ihnen und den alten Abszissen die Gleichung $x = -r + x'$. Ihr zufolge geht die Kreisgleichung über in $(x' - r)^2 + y^2 = r^2$. Unter Berücksichtigung, daß O nun als Nullpunkt gilt, darf der Index wegfallen.

$$(x - r)^2 + y^2 = r^2 \quad \text{oder} \quad x^2 - 2\,rx + y^2 = 0. \tag{1}$$

Im Gegensatz zu einer entwickelten Funktion $y = f(x)$ bezeichnet man eine Funktion von x und y, die nicht nach einer der zwei Variablen aufgelöst ist, als eine unentwickelte Funktion. Die Werte von x und y genügen einer Gleichung von der Form $f(x, y) = 0$. Für die Ableitung einer derartigen Funktion gilt die Vorschrift $\frac{\partial f(x, y)}{\partial x} + \frac{\partial f(x, y)}{\partial y} \cdot \frac{dy}{dx} = 0$, wofür man abgekürzt schreibt $\frac{\partial f}{\partial x} + \frac{\partial f}{\partial y} y' = 0$.

Eine unentwickelte Funktion ist die Kreisgleichung (1). Ihre Ableitung soll nun bestimmt werden.

$$\frac{\partial f}{\partial x} = 2x - 2r; \quad \frac{\partial f}{\partial y} = 2y; \quad \frac{\partial f}{\partial y} y' = 2yy';$$

$$2x - 2r + 2yy' = 0 \quad \text{oder} \quad x - r + yy' = 0. \tag{2}$$

Wird nun der Parameter r aus (1) und (2) eliminiert, so ergibt sich

$$x^2 - y^2 + 2xyy' = 0.$$

Dies ist die Differentialgleichung der Kreisschar (1).

Substitutionsverfahren.

Wir wollen obige Differentialgleichung lösen. Die Gleichung hat die Eigentümlichkeit, daß ihre Summanden in bezug auf x und y vom selben Grade sind, nämlich vom zweiten. Daher kann sie mittels der Substitution $y = xz$ (3) gelöst werden. Dadurch ersetzen wir die abhängige Variable y durch z. Durch Differenzieren entsteht $dy = x\,dz + z\,dx$ (4). Wir führen (3) und (4) in die Differentialgleichung ein:

$$x^2 - x^2 z^2 + 2x^2 z \frac{x\,dz + z\,dx}{dx} = 0,$$

dividieren durch x^2 und finden

$$2xz\frac{dz}{dx} + 1 + z^2 = 0.$$

Nun trennen wir die Variablen $2\frac{z\,dz}{1+z^2} + \frac{dx}{x} = 0$ und bereiten die Integration vor.

$$\frac{d(1+z^2)}{1+z^2} + \frac{dx}{x} = 0; \quad \ln(1+z^2) + \ln x = c$$

oder

$$x(1+z^2) = e^c = 2r.$$

Nach (3) ist aber $z = \frac{y}{x}$ und daher $x(1+z^2) = x\left(1 + \frac{y^2}{x^2}\right) = 2r$ oder $\frac{x^2+y^2}{x} = 2r$ und schließlich $x^2 - 2rx + y^2 = 0$.

Damit sind wir zur ursprünglichen Kreisschar zurückgekehrt.

27. Man suche die Differentialgleichung der Exponentialkurven $y = be^{ax}$, worin b der Parameter ist und a eine Konstante bedeutet.

Man findet $y' = ay$ (1). In Worten: Der Anstieg ist proportional einer Konstanten a und dem jeweiligen Funktionswert y. Durch Multiplikation mit dx geht die Gleichung in $dy = ay\,dx$ (2) über. Die differentielle Änderung dy der abhängigen Variablen ist mithin proportional einer Konstanten, dem jeweiligen Funktionswert und dem Zuwachs dx der unabhängigen Variablen. Bei positivem a bedeutet dy einen Zuwachs der Funktion y, bei negativem a eine Abnahme. Wir werden uns später bei angewandten Aufgaben dieser Tatsache erinnern.

Man kann (1) und (2) als Differentialgleichungen des Exponentialgesetzes bezeichnen.

Exponentialpapier.

Wir wollen uns nun näher mit der Konstruktion der Exponentialkurve $y = ba^x$ befassen. Die Berechnung der Ordinaten ist umständlich. Sie soll durch Verwendung von Exponentialpapier erleichtert werden. Mit diesem wollen wir uns zunächst vertraut machen. Wir zeichnen auf der horizontalen Achse eines Achsenkreuzes die bisher stets verwendete gleichförmige Leiter oder Skala für die Zahlen 1; 1,1; 1,2 ... 9,9; 10 (Abb. 13). In dieser schematischen Darstellung sind nur die ganzen Zahlen berücksichtigt.

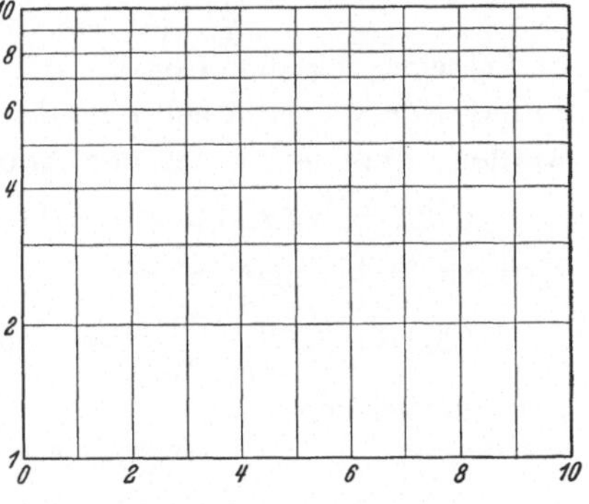

Abb. 13. Exponentialpapier.

Auf der vertikalen Achse dagegen tragen wir die Maßzahlen der Logarithmen derselben Zahlen auf, soweit es die Übersichtlichkeit erlaubt. Dies geschieht am einfachsten so, daß wir eine Leiter vom Rechenschieber auf die Achse übertragen. Für $\log 10 = 1$, die logarithmische Einheit, stehen auf dem Rechenschieber die Strecken 25 cm, $12^1/_2$ cm und $8^1/_3$ cm zur Verfügung (lineare, quadratische und kubische Leiter). Man gebe sich Rechenschaft davon, daß in allen drei Leitern wohl die Maßzahlen der Logarithmen aufgetragen, aber die Zahlen (Numeri) beigeschrieben sind. Derartige Leitern heißen logarithmisch. Sie sind ungleichförmig. Zieht man nun durch die Teilpunkte beider Achsen Geraden wie in Abb. 13, so erhält man Exponentialpapier, auch halblogarithmisches Papier geheißen. Auf dem im Handel erhältlichen Papier ist nur die vertikale Achse beziffert.

Der Anschrieb der horizontalen Achse erfolgt erst beim Gebrauch. Es kann die 1 cm lange Abszisse beispielsweise eine beliebige Anzahl Längeneinheiten oder irgendeinen Arcus darstellen.

Bei Verwendung eines Rechenschiebers kann das Exponentialpapier ohne wesentlichen Nachteil durch gewöhnliches Papier ersetzt werden. Nicht einmal die logarithmische Leiter muß vom Rechenschieber übertragen werden. Wir werden dies gleich einsehen.

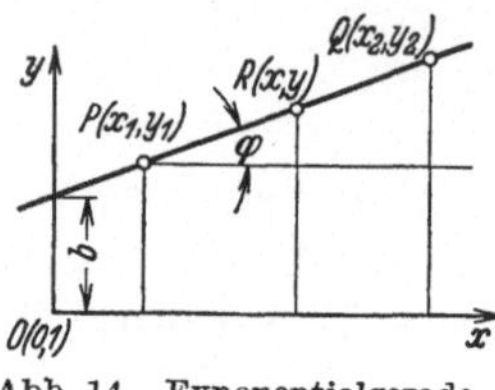

Abb. 14. Exponentialgerade.

Wir zeichnen (Abb. 14) den Punkt $P(x_1, y_1)$ in ein Achsenkreuz, die Abszisse in gewohnter Art; die Ordinate y_1 (eigentlich $\log y_1$) übertragen wir mittels des Zirkels vom Rechenschieber. Mittels desselben Verfahrens finden wir auch $Q(x_2, y_2)$. Durch P und Q legen wir eine Gerade und zeichnen auf ihr den variablen Punkt $R(x, y)$. Nun soll die Gleichung dieser Geraden bestimmt werden. Man entnimmt der Abbildung

$$(\log y - \log y_1) : (\log y_2 - \log y_1) = (x - x_1) : (x_2 - x_1).$$

Hieraus findet man leicht

$$\log y = \frac{\log y_2 - \log y_1}{x_2 - x_1} \cdot x + \log y_1 - \frac{\log y_2 - \log y_1}{x_2 - x_1} \cdot x_1.$$

Nun substituieren wir

$$\frac{\log y_2 - \log y_1}{x_2 - x_1} = \log a$$

und

$$\log y_1 - \frac{\log y_2 - \log y_1}{x_2 - x_1} \cdot x_1 = \log b.$$

Mithin entsteht

$$\log y = x \cdot \log a + \log b. \tag{1}$$

Dies ist die gesuchte Gleichung der auf Exponentialpapier gezeichneten Geraden. Setzt man $x = 0$, so findet man ihren Abschnitt auf der vertikalen Achse, nämlich $y = b$. Der Anstiegswinkel φ ist durch $\operatorname{tg}\varphi = \log a = \frac{\log y_2 - \log y_1}{x_2 - x_1}$ bestimmt.

Aus (1) findet man durch Übergang zur Exponentialfunktion

$$y = b a^x. \tag{2}$$

Umgekehrt: Zeichnet man (2) auf Exponentialpapier, so streckt sich die Kurve in eine Gerade, die Exponentialgerade der Funktion (2). Darin liegt die Bedeutung dieses Papiers. Man versteht nun die Bezeichnung „Exponentialpapier".

Soll für die Funktion (2) die zu einer Abszisse x gehörige Ordinate y gefunden werden, so nimmt man in Abb. 14 die Strecke $\log y$ in den Zirkel und trägt sie auf der verwendeten Leiter des Rechenschiebers ab. Dann kann am Endpunkt y abgelesen werden.

Als Beispiel soll nun die Kurve $y=5\cdot e^{-0,1x}$ konstruiert werden (Abb. 15a und 15b). Für die Exponentialgerade gilt die Gleichung

$$\left.\begin{aligned}\log y &= \log 5 - 0,1x\log e\\ &= 0,69 - 0,0434x.\end{aligned}\right\} \quad (1)$$

Aus ihr finden wir die Zusammenstellung

x	0	10
y	5	1,84

. Nun zeichnen wir ein Rechteck von 10 cm Länge und $12^1/_2$ cm Höhe (= Länge der logarithmischen Einheit der quadratischen Leiter des Rechenschiebers). Hierein konstruieren wir die Gerade (1). Zunächst ergibt sich die Strecke I. Aus ihr gewinnen wir, wie aus der Abbildung ersichtlich ist, die Strecken II und III, wobei man sich II und III als Verlängerung von I vorzustellen hat. Es gehören zusammen: die Abszissen *0—10* und die Strecke I, die Abszissen *10—20* und die Strecken II und III.

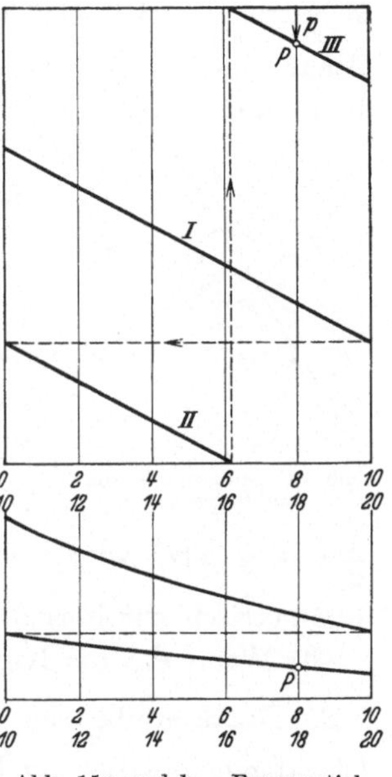

Abb. 15a und b. Exponentialkurve.

Nun kann die gesuchte Kurve unter Verwendung des Rechenschiebers leicht konstruiert werden. Eine Erklärung ist lediglich für die Konstruktion des Punktes P, der der Abszisse $x = 18$ entspricht, am Platze. Wir nehmen die Strecke p (s. Abb. 15a) in den Zirkel und tragen sie vom Endpunkt der logarithmischen Einheit nach links auf. Die Ablesung ergibt $y \approx 0,8$. Entsprechend findet man weitere Punkte.

Angewandte Beispiele für Differentialgleichungen I. Ordnung.

Geometrische Aufgaben.

1. Es ist die Kurvenschar zu bestimmen, deren Anstieg $-\frac{x}{y}$ ist. Also gilt die Differentialgleichung $y' = -\frac{x}{y}$. Der allgemeinen Lösung $x^2 + y^2 = c = r^2$ entspricht eine konzentrische Kreisschar um den Nullpunkt.

2. Der Anstieg einer Kurvenschar ist $-\frac{1+y}{1+x}$. Somit ist $y' = -\frac{1+y}{1+x}$. Die allgemeine Lösung $(1+x)(1+y) = k$ ist eine Schar gleichseitiger Hyperbeln. Geht beispielsweise eine dieser Kurven durch den Punkt $P(x_1, y_1)$, so wird $k = (1+x_1)(1+y_1)$.

3. Man bestimme die Kurven k, deren Subnormale die konstante Länge p hat (Abb. 16).

Abb. 16. Subnormale und Subtangente.

a) Wenn PR die Kurvennormale im Punkte $P(x, y)$ ist, so stellt QR die diesem Punkte zugehörige Subnormale dar. Der Abbildung entnimmt man $QR = p = y \operatorname{tg}\varphi = yy'$. Also gilt $p = yy'$. Die allgemeine Lösung ist $px = \frac{y^2}{2} + c$ oder, wenn $\frac{c}{p} = k$ gesetzt wird, $x = \frac{1}{2p} y^2 + k$, eine Schar von Parabeln, symmetrisch zur horizontalen Achse gelegen.

b) Wenn PS die Kurvennormale ist, so mißt die Subnormale TS. Dann ergibt sich $TS = p = x \operatorname{ctg}\varphi = \frac{x}{\operatorname{tg}\varphi} = \frac{x}{y'}$; $p = \frac{x}{y'}$. Die allgemeine Lösung lautet $y = \frac{1}{2p} x^2 + c$. Ihr Schaubild ist eine Schar von Parabeln, symmetrisch zur vertikalen Achse.

Man zeichne in beiden Fällen einige Parabeln.

4. Man ermittle die Kurven, deren Subtangente die konstante Länge n hat (Abb. 16).

Wie in der vorigen Aufgabe unterscheiden wir auch hier zwei Fälle:

a) Die Subtangente ist QM. Man findet $QM = n = \frac{y}{\operatorname{tg}\varphi} = \frac{y}{y'}$; $y = ny'$. Die allgemeine Lösung kann auf die Form $y = ke^{x/n}$ gebracht werden.

b) Die Subtangente ist TN. Dann ergibt Abb. 16: $TN = n = x \operatorname{tg}\varphi = xy'$; $n = xy'$. Die allgemeine Lösung ist $\frac{y}{n} = \ln x + c$, woraus durch Übergang zur Exponentialform $e^{y/n} = e^c x$ folgt. Wird nun $e^c = \frac{1}{k}$ gesetzt, so resultiert $x = ke^{y/n}$.

Arbeit beim Strammen einer Feder.

5. Welche Arbeit A muß zum Strammen einer elastischen Spiralfeder aus der Ruhelage $x = 0$ bis zur Strecklänge x aufgewendet werden? (Abb. 17.)

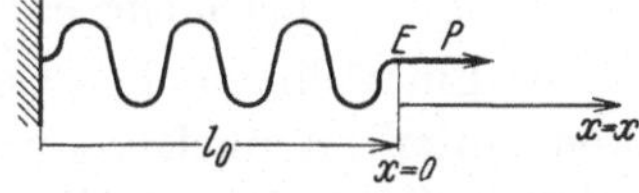

Abb. 17. Strammen einer Feder.

Wenn die Länge der ungespannten Feder l_0, ihr Querschnitt F und ihr Elastizitätsmodul E ist, so beträgt die Strecklänge x unter der Wirkung der Kraft P zufolge des Hookeschen Gesetzes $x = \frac{l_0}{EF} \cdot P$ oder, wenn für $\frac{l_0}{EF} = \frac{1}{k}$ substituiert wird, $x = \frac{1}{k} P$. Also ist $P = kx$, eine lineare Funktion. Ihr Schaubild ist also eine Gerade. Für $x = 1$ wird $P = k$. Mithin ist k die Kraft, die die Feder um die Längeneinheit zu strecken vermag. Die Kraft kx ist absolut gleich der elastischen Kraft $-kx$, die die Feder in die Ruhelage zurückzieht.

Bekanntlich gilt das Gesetz:

$$\text{Arbeit} = \text{Kraft} \times \text{Weg} \times \cos\varphi,$$

Abb. 18. Arbeit.

wo φ der Winkel zwischen Kraft und Weg ist.
Hierbei ist zu beachten, daß Kraft und Weg gerichtete Größen (Vektoren) sind (Abb. 18).

In unserem Falle ist $\varphi = 0$. Zufolge dieses Umstandes ist das Arbeitsdifferential dA zur Streckung der Feder um die Länge dx mithin $P\,dx = kx\,dx$. Es gilt also

$$dA = kx\,dx. \tag{1}$$

Dies ist die Differentialgleichung für die Federspannung. Nun sind alle Arbeitsdifferentiale längs des Weges x, um den der Endpunkt E der Feder verschoben wird, zu summieren, d. h. Gleichung (1) muß integriert werden:

$$A = \frac{kx^2}{2} + c.$$

Zufolge der Anfangsbedingung $x = 0$; $A = 0$ wird $c = 0$.

$$A = \frac{kx^2}{2} = \frac{kx}{2} \cdot x. \tag{2}$$

Es bedeutet kx die Spannkraft, die die Feder in ihrer Endlage festhält. Mithin ist $\frac{kx}{2}$ die mittlere Spannkraft. Gleichung (2) besagt: Die aufzuwendende Arbeit A ist gleich dem Produkt aus der mittleren Spannkraft $\frac{kx}{2}$ und der Strecklänge x.

Oberfläche einer rotierenden Flüssigkeit.

6. Ein zylindrisches Gefäß mit einer Flüssigkeit rotiert mit konstanter Winkelgeschwindigkeit ω um die Zylinderachse. Welche Form nimmt die Oberfläche der Flüssigkeit unter dem Einfluß der Schwere und der Zentrifugalkraft an? (Abb. 19.)

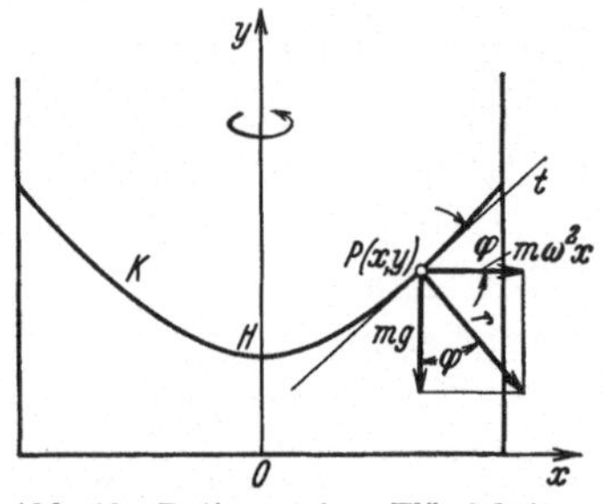

Abb. 19. Rotieren einer Flüssigkeit.

Unter dem Einfluß der beiden Kräfte erfährt die im Ruhezustand ebene Oberfläche der Flüssigkeit nach und nach eine becherartige Vertiefung. Nach einiger Zeit ändert sie sich aber nicht mehr, d. h. es findet keine Verschiebung der Flüssigkeitsteilchen mehr statt. Die Oberfläche ist nun stationär.

Wir betrachten jetzt ein an der Oberfläche gelegenes Flüssigkeitsteilchen im Punkte $P(x, y)$ von der Masse m. Auf diese wirken die Schwerkraft $m \cdot g$ und die Zentrifugalkraft, deren Größe $m\omega^2 x$ wir vom Physikunterricht her kennen. Die Schwerkraft ist nach abwärts gerichtet. Die Zentrifugalkraft fällt in die Richtung der Abszisse x. Die zwei Kräfte können zu einer Resultierenden r zusammengesetzt werden (s. Abb. 19). Da das Flüssigkeitsteilchen nicht mehr verschoben wird, so muß r senkrecht zur Kurventangente t im Punkte P stehen. Stünde nämlich die Kraft r schief zu t, so würde sie eine Verschiebung des Flüssigkeitsteilchens bewirken.

Aus der Abbildung liest man ohne Schwierigkeit den Anstieg der Kurve K, d. h. die gesuchte Differentialgleichung, heraus, nämlich

$$\operatorname{tg}\varphi = y' = \frac{m\omega^2 x}{mg} = \frac{\omega^2}{g}x, \qquad \text{also} \qquad y' = \frac{\omega^2}{g}x.$$

(Man fertige vom Richtungsfeld eine Skizze an.) Die Integration ergibt $y = \frac{\omega^2}{2g}x^2 + c$ (Parabelschar). Die Integrationskonstante c, den konstanten Teil aller Ordinaten, bestimmen wir aus der Anfangsbedingung $x = 0$; $y = OH = h$. Die Strecke h ist durch

Messung zu ermitteln. Die gesuchte Einzellösung ist $y = \frac{\omega^2}{2g} x^2 + h$. Die Fläche, die diese Parabel durch Drehung um ihre Achse erzeugt, ist ein Drehparaboloid.

Natürliche Verzinsung.

7. Bei der üblichen Verzinsung bleibt das Kapital während der Laufzeit eines Zinses (ein halbes oder ein ganzes Jahr) konstant. Der Zins kann erst nach Verlauf dieser Zeit zum zinstragenden Kapital addiert werden. So kommt es, daß das Kapital sprunghaft wächst. Dieser Zuwachs ΔK eines Kapitals K bei $p\%$ jährlichem Zins und einer Laufzeit Δt beträgt

$$\Delta K = K \cdot \frac{p}{100} \cdot \Delta t. \tag{1}$$

Nun wollen wir die Laufzeit des Zinses Δt kürzer und kürzer werden lassen, schließlich unendlich klein. Dann wächst das Kapital nicht mehr sprunghaft, sondern stetig. Man bezeichnet diese Art der Verzinsung als natürliche oder stetige Verzinsung. In diesem Falle geht (1) über in

$$dK = K \cdot \frac{p}{100} \cdot dt. \tag{2}$$

Diese Gleichung ist das Differentialgesetz der natürlichen Verzinsung. Aus ihr finden wir

$$K = k \cdot e^{\frac{p}{100} t}, \tag{3}$$

eine Exponentialfunktion. Ihr kommt die Anfangsbedingung $t = 0$, $K = K_0$ zu, wo K_0 das Anfangskapital bedeutet. Hieraus finden wir $k = K_0$.

Die gesuchte Einzellösung ist $K = K_0 e^{\frac{p}{100} t}$.

Beispiel. $K_0 = 1$; $p = 100$; $t = 1$ ergibt $K = e = 2{,}718\ldots$ Die Einheit des Kapitals wächst also zu $e = 2{,}718\ldots$ Einheiten an.

Wir wollen nun annehmen, man subtrahiere den aufgelaufenen Zins vom jeweiligen Kapital; d. h. es wird dK negativ. An Stelle von (2) erhält man $dK = -K \frac{p}{100} dt$. Ist wiederum $K = K_0$ für $t = 0$, so ergibt sich die Einzellösung

$$K = K_0 e^{-\frac{p}{100} t}. \tag{4}$$

Beispiel. $K_0 = 1$; $p = 100$; $t = 1$. Folglich wird

$$K = \frac{1}{e} = 0{,}434\ldots$$

Im ersten Fall nimmt das Kapital exponentiell zu, im zweiten exponentiell ab.

Stab mit Querschnitten gleicher Beanspruchung.

8. Am unteren Ende eines aufgehängten Stabes vom spezifischen Gewicht γ und der zulässigen Beanspruchung σ ist die Last P_0 befestigt. Nach welchem Gesetz wächst der Querschnitt F, wenn alle Querschnitte gleich stark beansprucht werden sollen? (Abb. 20.)

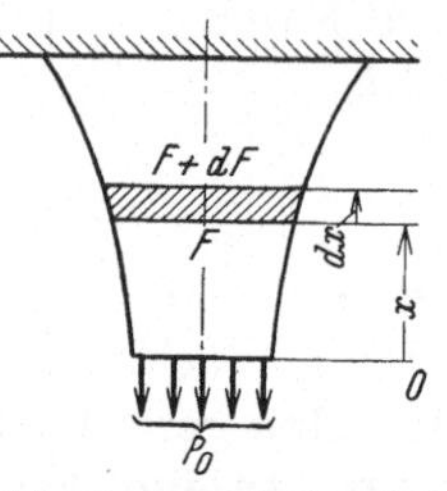

Abb. 20. Querschnitte gleicher Beanspruchung.

Für jeden Querschnitt F gilt $\sigma = \frac{P}{F}$ oder $\sigma F = P$, mithin auch $\sigma\,dF = dP$, wobei $dP = F\gamma\,dx$ ist. Somit ist $\sigma\,dF = F\gamma\,dx$,

$$\frac{dF}{F} = \frac{\gamma}{\sigma}\,dx \quad \text{oder} \quad F = k e^{\frac{\gamma}{\sigma}x}.$$

Unter Berücksichtigung der Anfangsbedingung $x = 0$; $F = F_0 = \frac{P_0}{\sigma}$ wird $k = \frac{P_0}{\sigma}$ und $F = \frac{P_0}{\sigma} e^{\frac{\gamma}{\sigma}x}$.

Beispiel. $P_0 = 1000$ kg; $\sigma = 200$ kg/cm²; $\gamma = 0{,}0078$ kg/cm³. $\frac{\gamma}{\sigma}x$ ist mithin eine unbenannte Zahl, während $\frac{P_0}{\sigma}$ die Dimension einer Fläche aufweist:

$$F = 5 \cdot e^{0{,}000039\,x}\ [\text{cm}^2].$$

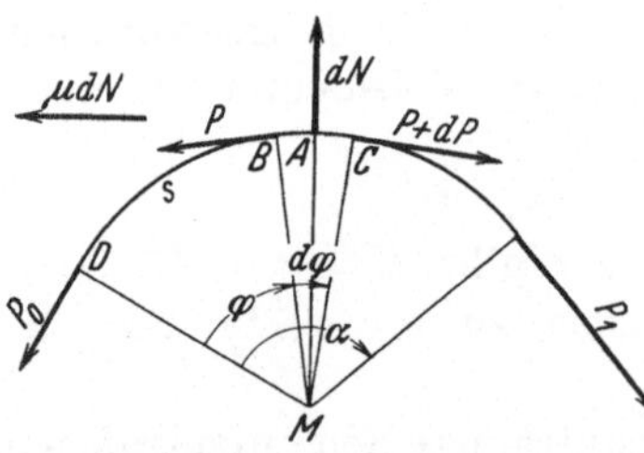

Abb. 21. Seilreibung.

Seilreibung.

9. Um einen festgeklemmten Zylinder, beispielsweise aus Holz, sei ein Seil (oder ein Riemen) geschlungen (Abb. 21). An den freien Seilenden greifen die Spannungen P_0 und P_1 an. Ist $P_0 = P_1$, so ist ein Gleiten des Seiles ausgeschlossen. Nun soll die Spannung P_1 größer und größer werden. Wenn $P_1 - P_0$ einen bestimmten Wert erreicht hat, so kommt das Seil ins Gleiten. Diese Spannungsdifferenz ist beim Beginn des Gleitens gleich der Rei-

bung zwischen Seil und Holz. Sie muß von der Reibungszahl μ der beiden Materialien und der Größe des $\sphericalangle\alpha$ abhängen. An Stelle des festen $\sphericalangle\alpha$ trete nun der veränderliche $\sphericalangle\varphi$ (s. Abb. 21). Dies hat zur Folge, daß der Einzelwert P_1 durch eine zu bestimmende Funktion P ersetzt wird, die von μ und φ abhängt. Aber μ ist eine Konstante. Somit ist eine Funktion von der Form $P = f(\varphi)$ zu suchen.

Zu dem Zwecke lassen wir den beliebigen Kreisbogen $DB = s$ um das Differential $BC = ds$ wachsen und berechnen den Spannungszuwachs dP längs dieses Bogenelementes für den Grenzzustand des Gleichgewichts. Zunächst fertigen wir eine etwas verzerrte Zeichnung des Sektordifferentials BMC an (Abb. 22).

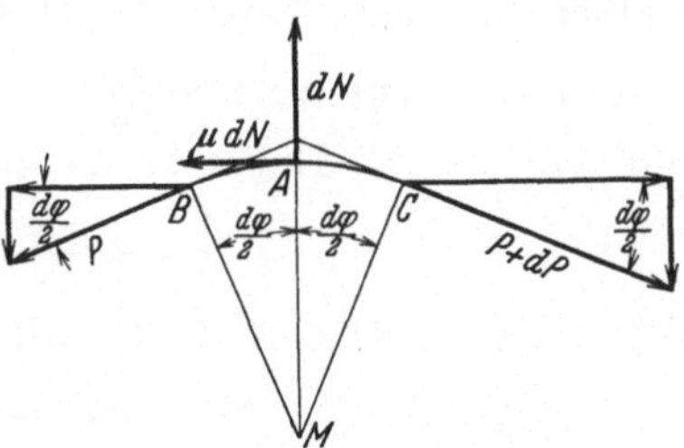

Abb. 22. Seildifferential.

Nun fragen wir nach den Spannungen, die in den unendlich benachbarten Seilpunkten A, B und C angreifen:

Die Spannungen P und $P + dP$ drücken das Seilelement an den Zylinder, und dN ist der Druck, der vom Zylinder $\perp$ auf das Seildifferential übertragen wird. Einem Gleiten des Seiles nach rechts hin wirkt die nach links hin gerichtete Reibung μdN entgegen. Jetzt stellen wir die Gleichgewichtsbedingungen $\|$ und $\perp$ zum Kreisradius MA auf.

Die zu MA parallelen Komponenten ergeben

$$dN = P\sin\frac{d\varphi}{2} + (P + dP)\sin\frac{d\varphi}{2} = 2\,P\sin\frac{d\varphi}{2} + dP\sin\frac{d\varphi}{2}\,.$$

Zufolge der Beziehung $\lim\limits_{\varphi\to 0}\frac{\sin\varphi}{\varphi} = 1$ ist $\sin\frac{d\varphi}{2} = \frac{d\varphi}{2}$. Somit gilt die Gleichung

$$dN = Pd\varphi + \tfrac{1}{2}\,dP \cdot d\varphi. \qquad (1)$$

Der Größenordnung wegen fällt das aus zwei unendlich kleinen Faktoren gebildete Produkt $dP \cdot d\varphi$ gegenüber dN und $d\varphi$ nicht in Betracht. Man bezeichnet $dP \cdot d\varphi$ als unendlich kleine Größe II. Ordnung, dagegen dN und $d\varphi$ als unendlich kleine Größen I. Ordnung. Es resultiert aus (1) die Beziehung

$$dN = Pd\varphi. \qquad (2)$$

Für die zu MA senkrechten Komponenten finden wir

$$\mu dN + P\cos\frac{d\varphi}{2} = (P + dP)\cos\frac{d\varphi}{2}$$

oder

$$\mu dN = dP \cdot \cos\frac{d\varphi}{2}. \tag{3}$$

Scheinbar ist $dP \cdot \cos\frac{d\varphi}{2}$ eine unendlich kleine Größe zweiter Ordnung. Würde dies zutreffen, so läge die Unmöglichkeit vor, daß eine unendlich kleine Größe I. Ordnung gleich einer unendlich kleinen Größe II. Ordnung wäre. Der Widerspruch klärt sich leicht auf: $\cos\frac{d\varphi}{2}$ ist keine unendlich kleine Zahl. Es gilt $\cos\frac{d\varphi}{2} = 1$. Daher ergibt sich aus (3) die Gleichung

$$\mu dN = dP. \tag{4}$$

Aus (2) und (4) eliminieren wir dN. In

$$dP = \mu P d\varphi \tag{5}$$

ist die Differentialgleichung der Seilreibung gefunden. Wir stellen fest, daß in ihr der Radius r fehlt. Der Grund dafür ist aus Abb. 22 leicht ersichtlich. Es ist nämlich einerlei, ob wir die dort eingezeichneten Spannungen dem Bogenelement BC oder etwa dessen zugeordnetem Arcus $d\varphi$ zuteilen. Die Integration der Gleichung (5) ergibt $\ln P = \mu\varphi + c$, woraus beim Übergang zur Exponentialfunktion $P = ke^{\mu\varphi}$ gefunden wird. Auf Grund der Anfangsbedingung $\varphi = 0$; $P = P_0$ wird $k = P_0$. Mithin lautet die gesuchte Einzellösung

$$P = P_0 e^{\mu\varphi}. \tag{6}$$

Bei nicht zu kleinem μ wächst (6) sehr rasch. Ist beispielsweise $\mu = 0{,}5$ (Hanfseil auf rauhem Holz), so findet man nebenstehende angenähert richtige Tabelle.

φ	π	2π	4π
$P = P_0 e^{\mu\varphi}$	$5P_0$	$25P_0$	$625P_0$

Nun lösen wir (6) nach P_0 auf: $P_0 = Pe^{-\mu\varphi}$. Ist wiederum $\mu = 0{,}5$, so gilt, ebenfalls in Annäherung, die folgende Zusammenstellung. Sie erklärt, weshalb es einem einzelnen Mann möglich ist, ein Schiff an einem seiner Taue, das mehrfach um einen Pfahl geschlungen ist, selbst gegen starke Strömung festzuhalten.

φ	π	2π	4π
$P_0 = Pe^{-\mu\varphi}$	$\frac{1}{5}P$	$\frac{1}{25}P$	$\frac{1}{625}P$

Die abgeleitete Funktion $P = P_0 e^{\mu\varphi}$ dient auch zur Berechnung des Riementriebes und der Bandbremse. Die Betrachtung dieser Fälle gehört aber nicht hierher, sondern in den Unterricht über Mechanik und Maschinenlehre.

Erwärmung eines Heizkörpers bei konstanter Wärmezuführung.

10. Es bedeute:

dT = Temperaturänderung eines Körpers in der Zeit dt.
G = Gewicht des Körpers.
c = spezifische Wärme des Körpermaterials.
λ = Wärmeübergangszahl von der Körperoberfläche zur Luft pro Oberflächeneinheit und 1 ° C Temperaturunterschied.
w = zugeführte Wärmemenge pro Zeiteinheit.
O = Oberfläche des Wärme abgebenden Körpers.
T_1 = Außentemperatur.
$T - T_1$ = Übertemperatur des Heizkörpers über die Temperatur des Außenraumes.

Nachstehend die Vorgänge während der Zeit dt:

Die dem Heizkörper zugeführte

$$\text{Wärmemenge} = w\,dt. \tag{1}$$

Im Körper aufgespeicherte

$$\text{Wärmemenge} = G\,c\,dT. \tag{2}$$

An den Außenraum abgegebene

$$\text{Wärmemenge} = O(T - T_1)\,\lambda\,dt. \tag{3}$$

(2) + (3) = (1).

$$G\,c\,dT + O(T - T_1)\,\lambda\,dt = w\,dt$$

oder

$$\frac{dT}{dt} + \frac{O\lambda}{Gc}(T - T_1) = \frac{w}{Gc}.$$

Hierin setzen wir

$$\frac{O\lambda}{Gc} = a \quad \text{und} \quad \frac{w}{Gc} = b; \tag{4}$$

$$\frac{dT}{dt} + a(T - T_1) = b. \tag{5}$$

Diese Differentialgleichung ist linear.

Wir trennen die Variablen:

$$\frac{dT}{b - a(T - T_1)} = dt.$$

Um die Integration zu erleichtern, formen wir die linke Seite um und zwar so, daß der Zähler das Differential des Nenners wird:

$$-\frac{1}{a}\,\frac{d[b-a(T-T_1)]}{b-a(T-T_1)} = dt$$

und multiplizieren diese Gleichung mit $-a$:

$$\frac{d[b-a(T-T_1)]}{b-a(T-T_1)} = -a\,dt\,.$$

Nun bietet die Integration keine Schwierigkeiten mehr:

$$\ln[b-a(T-T_1)] = -at + c\,.$$

Wir gehen zur Exponentialfunktion über:

$$b-a(T-T_1) = e^c\,e^{-at} = k\,e^{-at}\,.$$

Hieraus finden wir

$$T-T_1 = \frac{b}{a} + \frac{k}{a}\,e^{-at} = \frac{b}{a} + k_1 e^{-at}\,.$$

Zufolge der Anfangsbedingung $T = T_1$ für $t = 0$ wird $k_{\text{I}} = -\frac{b}{a}$. Die ihr angepaßte Einzellösung lautet

$$T-T_1 = \frac{b}{a}\,(1-e^{-at})\,. \tag{6}$$

Aus den Gleichungen (4) setzen wir noch die Werte für a und b ein:

$$T-T_1 = \frac{w}{O\lambda}\left(1-e^{-\frac{O\lambda}{Gc}t}\right). \tag{7}$$

Für $T_1 = 0$ folgt aus (6)

$$T = \frac{b}{a}\,(1-e^{-at})\,. \tag{8}$$

Diese Funktion wollen wir nun diskutieren.

Für $t = \infty$ wird $T = \frac{b}{a} = T_e$.

T_e ist die Endtemperatur des Heizkörpers.

Gleichung (8) kann nun in nachstehender Form geschrieben werden:

$$T = T_e(1-e^{-at})\,. \tag{9}$$

Setzt man hier für $t = \frac{1}{a} = \tau$, so entsteht

$$T = T_e\left(1-\frac{1}{e}\right) = 0{,}63\,T_e = 63\%\ \text{der Endtemperatur.}$$

Die Zeit $\tau = \frac{1}{a}$ ist die Zeitkonstante.

Der Anstieg von (9) für $t = 0$ ist

$$\frac{dT}{dt} = \operatorname{tg}\varphi_0 = T_e \cdot a = \frac{T_e}{1/a} = \frac{T_e}{\tau} = \text{Endtemperatur:Zeitkonstante.}$$

In der Halbwertzeit t steigt T an auf $\frac{1}{2} T_e$. Durch Einsetzen dieses Wertes in (9) finden wir $\frac{1}{2} = 1 - e^{-at}$ oder $e^{-at} = \frac{1}{2}$ und hieraus $at = \ln 2$, also für $t = \frac{1}{a} \ln 2 = \tau \ln 2 = 0{,}7\,\tau$ (in Annäherung).

Schließlich ermitteln wir noch die Zeit t, in der $T = 0{,}999\,T_e$ wird. Aus Gleichung (9) resultiert für diesen Fall $0{,}001 = e^{-at}$ oder angenähert $\frac{1}{2^{10}} = e^{-at}$ und $at = 10 \ln 2$; $t = 10 \cdot \frac{1}{a} \ln 2$ $= 10\tau \ln 2$, also das Zehnfache der Halbwertzeit.

In ähnlicher Weise wie ein Heizkörper erwärmt sich eine Maschine, wenn sie in Betrieb gesetzt wird.

Newtons Abkühlungsgesetz.

11. Ein Körper besitze die Temperatur T_0. Die Außentemperatur sei T_1, und es gelte $T_0 > T_1$. Dem Körper soll keine Wärme zugeführt werden. Folglich muß er sich abkühlen. Während der ganzen Zeit der Abkühlung soll die Außentemperatur T_1 konstant bleiben. Unter diesen Voraussetzungen soll das Abkühlungsgesetz $T = f(t)$, worin t die Zeit und T die variable Temperatur bedeutet, gesucht werden.

Zu dem Zwecke bestimmen wir zunächst die Temperaturabnahme dT während der Zeit dt. Diese ist proportional der jeweiligen Temperaturdifferenz $T - T_1$ und der Zeit dt, zudem aber auch noch einer Konstanten $-a$, die von geometrischen und physikalischen Eigenschaften des abzukühlenden Körpers abhängt. Das negative Vorzeichen rührt daher, daß es sich um eine A b n a h m e der Temperatur handelt. Das differentielle Gesetz der Temperaturabnahme lautet demzufolge

$$dT = -a(T - T_1)\,dt \quad (1) \qquad \text{oder} \qquad \frac{dT}{dt} = -a(T - T_1). \quad (2)$$

Man kann das negative Vorzeichen von a auch mit der Kurve $T = f(t)$ in Beziehung bringen. Da die Temperatur T fortwährend abnimmt, so muß $\frac{dT}{dt}$ eine n e g a t i v e Zahl sein.

Zur Bestimmung der allgemeinen Lösung der Differentialgleichung (1) schlagen wir folgenden Weg ein:

$$\frac{dT}{T - T_1} = -a\,dt; \qquad \ln(T - T_1) = -at + c; \qquad T - T_1 = k\,e^{-at}.$$

Entsprechend der Anfangsbedingung $t = 0$; $T = T_0$ erhalten wir für $k = T_0 - T_1$. Die der gestellten Aufgabe angepaßte Einzellösung ist somit

$$T = T_1 + (T_0 - T_1)\,e^{-at}. \tag{3}$$

Vereinfachend soll nun die Außentemperatur $T_1 = 0$ werden. Dann geht (3) über in

$$T = T_0\,e^{-at}. \tag{4}$$

Zufolge der Funktionen (3) und (4) erfolgt die Abkühlung nach dem Exponentialgesetz.

Beispiel. Eine Versuchsreihe hat bei einer Außentemperatur $T_1 = 0°$ folgende Funktionstabelle ergeben:

t in Sekunden	0	10	20	30	40	50	60	70	80
T in Celsiusgraden	75,0	66,6	61,2	54,7	49,7	44,8	40,0	36,5	32,3

Es soll untersucht werden, ob diese Wertepaare einer Exponentialfunktion $T = T_0 e^{-at}$ genügen, und wenn dies zutrifft, so sollen die Konstanten T_0 und a bestimmt werden.

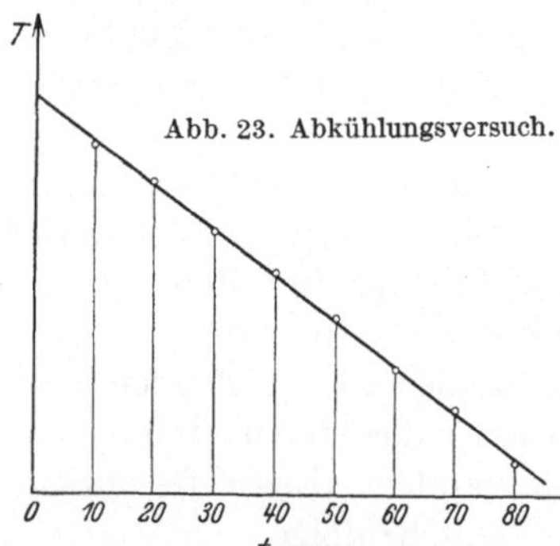

Abb. 23. Abkühlungsversuch.

Wir wissen, daß sich eine Kurve $T = T_0 e^{-at}$, auf Exponentialpapier gezeichnet, in eine Gerade, die Exponentialgerade der Kurve, streckt. Wir zeichnen nun die Wertepaare der Tabelle auf Exponentialpapier (Abb. 23). Als Ordinaten T tragen wir die logarithmischen Strecken der linearen Leiter des Rechenschiebers auf. Da die niedrigste einzuzeichnende Temperatur 32,5° ist, so wollen wir die horizontale Achse durch den Bildpunkt $T = 30°$ legen.

Es zeigt sich nun, daß die aufgetragenen Punkte nicht genau auf einer Geraden liegen, aber annähernd. Wir legen eine Gerade so, daß sie sich den eingezeichneten Punkten möglichst gut anpaßt und bezeichnen sie als Ausgleichsgerade. Die Werte der Funktionstabelle entsprechen, wie Abb. 23 zeigt, in Annäherung einer Funktion von der Form

$$T = T_0 e^{-at}. \tag{5}$$

Nun sind die Konstanten T_0 und a zu bestimmen. Für $t = 0$ geht (5) über in $T = T_0$, d. h. T_0 ist die Ordinate in $t = 0$. Wir übertragen die entsprechende Strecke mittels des Zirkels aus Abb. 23 auf den Rechenschieber und lesen hier $T_0 = 74{,}5$ ab. Es gilt also zunächst $T = 74{,}5 \cdot e^{-at}$. Durch Logarithmieren dieser Funktion erhalten wir

$$a = \frac{\log 74{,}5 - \log T}{t \log e} = \frac{\log 74{,}5 - \log T}{0{,}434\, t}.$$

Hier setzen wir die Koordinaten irgendeines Punktes der Ausgleichsgeraden ein. Der bereits verwendete Anfangspunkt fällt allein außer Betracht. Wir entnehmen der Abbildung beispielsweise $t = 80$; $T = 32{,}5$. Die Rechnung ergibt

$$a = \frac{\log 74{,}5 - \log 32{,}5}{0{,}434 \cdot 80} = 0{,}0104.$$

Die gesuchte Exponentialfunktion ist

$$T = 74{,}5\, e^{-0{,}0104\, t}.$$

Nach einer derartigen Funktion kühlt sich eine Maschine ab, wenn sie vom Betrieb zur Ruhe übergeht, falls die Außentemperatur 0° beträgt.

Bewegung eines Schwungrades.

12. Wir wollen zunächst das Grundgesetz der Mechanik oder die dynamische Grundgleichung, nämlich: Kraft = Masse × Beschleunigung, in Zeichen $f = m\frac{ds^2}{dt^2} = m\frac{dv}{dt}$, auf die kreisförmige Bewegung anwenden.

Ein Schwungrad drehe sich mit der veränderlichen Winkelgeschwindigkeit ω um seine Achse (Abb. 24). Am Massenteilchen dm im Abstande ϱ von der Achse durch O greife, senkrecht zu ϱ, die Kraft df an. Sie erzeugt das Drehmoment

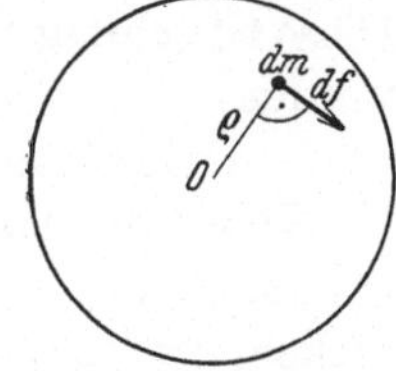

Abb. 24. Schwungrad.

$$dM = \varrho\, df. \tag{1}$$

Ferner gilt zufolge des Grundgesetzes der Mechanik $df = dm \cdot \frac{dv}{dt}$.

Diesen Wert für df setzen wir in (1) ein:

$$dM = \varrho\, dm \cdot \frac{dv}{dt}. \tag{2}$$

Die zeitliche Änderung des Winkels φ ist der Differentialquotient $\frac{d\varphi}{dt} = \omega$, wo ω die Winkelgeschwindigkeit bedeutet. Folglich ist die Umlaufsgeschwindigkeit des Massenteilchens dm im Abstande ϱ von der Drehachse $v = \varrho \frac{d\varphi}{dt} = \varrho\omega$ und die Umlaufsbeschleunigung $\frac{dv}{dt} = \varrho \frac{d^2\varphi}{dt^2} = \varrho \frac{d\omega}{dt}$. Diesen Wert für $\frac{dv}{dt}$ setzen wir in (2) ein:

$$dM = \varrho^2\, dm \frac{d^2\varphi}{dt^2} = \varrho^2\, dm \cdot \frac{d\omega}{dt}.$$

Nun integrieren wir über alle Massenteilchen dm des ganzen Schwungrades:

$$\int dM = \int \varrho^2\, dm \cdot \frac{d^2\varphi}{dt^2} = \int \varrho^2\, dm \frac{d\omega}{dt}.$$

Das erste Integral ergibt das Drehmoment M. Bei der Integration der zwei übrigen Integrale ändern sich nur die Werte für ϱ und dm, während $\frac{d^2\varphi}{dt^2}$ und $\frac{d\omega}{dt}$ konstant bleiben. Diese Quotienten dürfen mithin vor das Integralzeichen gesetzt werden:

$$M = \frac{d^2\varphi}{dt^2} \int \varrho^2\, dm = \frac{d\omega}{dt} \int \varrho^2\, dm.$$

Dieses Integral bedeutet das axiale Trägheitsmoment J des Schwungrades. Daher lautet die Differentialgleichung für die Kreisbewegung eines festen Körpers

$$M = J \frac{d^2\varphi}{dt^2} = J \frac{d\omega}{dt}. \tag{4}$$

Diese Gleichung soll nun auf die Schwungradbewegung angewendet werden.

I. Anlassen des Schwungrades.

Es werde das konstante, die Bewegung beschleunigende Drehmoment D auf das Schwungrad übertragen. Ihm entgegen wirken die Reibungsmomente, hervorgerufen durch Lager- und Luftreibung und durch die Reibung des Rades an einer Flüssigkeit, in die es teilweise eintauchen soll. Die Gesamtheit aller Reibungsmomente sei außer einer Konstanten F der Winkelgeschwindigkeit ω proportional. Das die Bewegung verzögernde Drehmoment ist mithin $-F\omega$. Auf das Schwungrad wirkt also das Drehmoment $M = D - F\omega$. Gleichung (4) ergibt für unseren Fall

$$J\frac{d\omega}{dt} = D - F\omega \quad \text{oder} \quad J\frac{d\omega}{dt} + F\omega = D. \tag{5}$$

Die allgemeine Lösung dieser linearen Differentialgleichung ist, wie leicht gefunden wird,

$$\omega = \frac{D}{F} - k e^{-\frac{F}{J}t}.$$

Die der Anfangsbedingung $\omega = 0$ für $t = 0$ angepaßte Einzellösung lautet

$$\omega = \frac{D}{F}\left(1 - e^{-\frac{F}{J}t}\right).$$

Die Winkelgeschwindigkeit ω strebt dem Endwert $\frac{D}{F}$ zu.

II. Auslauf des Schwungrades.

Das Schwungrad sei in Bewegung gesetzt worden. Das drehende Moment komme nun aber in Wegfall, so daß sich das Rad nur noch unter dem Einfluß des Reibungsmomentes befindet. Dieses sei wie im vorigen Falle $-F\omega$. Zu irgendeiner Zeit $t = 0$ besitze das Rad die Winkelgeschwindigkeit $\omega = \omega_1$. Nach welcher Funktion $\omega = f(t)$ vollzieht sich der Auslauf des Rades?

Diese Frage beantwortet offensichtlich die Differentialgleichung $J\frac{d\omega}{dt} = -F\omega$. Ihre allgemeine Lösung ist $\omega = k e^{-\frac{F}{J}t}$. Unter Berücksichtigung der angegebenen Anfangsbedingung $\omega = \omega_1$ für $t = 0$ lautet die gesuchte Einzellösung

$$\omega = \omega_1 e^{-\frac{F}{J}t}.$$

Zufolge dieser Funktion kommt das Schwungrad nie zur Ruhe. Man kann aber stets beobachten, daß es nach Ablauf einer endlichen Zeit stille steht. Dieses Nichtübereinstimmen zwischen Theorie und Beobachtung rührt daher, daß die Reibungsvorzahl F in Wirklichkeit keine Konstante ist, sondern irgendeine Funktion der Winkelgeschwindigkeit ω, die für abnehmende Werte von ω wächst. Oberhalb eines gewissen Mindestwertes von ω, den wir durch ω_0 bezeichnen wollen, ist F praktisch konstant. Sinkt aber ω mehr und mehr unter ω_0, so muß F wachsen und sich schließlich einem Grenzwert nähern. Unendlich groß kann ja die Reibungsvorzahl F nicht werden (s. Abb. 25).

Das mit der Winkelgeschwindigkeit ω_1 sich drehende Schwungrad werde durch Reibung an einem festen Körper durch das konstante Drehmoment $M = -a$ gebremst, gegen das die Lager- und Luftreibung $-b\frac{d\omega}{dt}$ nicht in Betracht falle. Unter diesen Umständen entsteht aus (4) die Gleichung

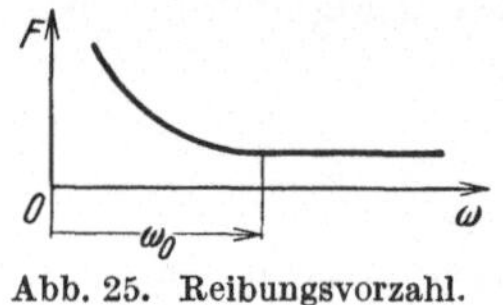

Abb. 25. Reibungsvorzahl.

$$J\frac{d\omega}{dt} = -a\,.$$

Ihre allgemeine Lösung ist $\omega = -\frac{a}{J}t + c$, woraus zufolge der Anfangsbedingung $\omega = \omega_1$ für $t = 0$ die der Aufgabe entsprechende Einzellösung $\omega = \omega_1 - \frac{a}{J}t$ gefunden wird. Die Winkelgeschwindigkeit ω nimmt linear ab. Das Schwungrad kommt nach Verlauf der Zeit $t = \frac{J\omega_1}{a}$ zur Ruhe.

Wir kehren zu Fall I zurück. Für größere Winkelgeschwindigkeiten entspricht das Reibungsmoment $F\omega$ den tatsächlichen Verhältnissen nicht mehr. An dessen Stelle wird besser $F\omega^2$ gesetzt, so daß (5) übergeht in

$$J\frac{d\omega}{dt} + F\omega^2 = D. \tag{6}$$

Diese Gleichung enthält die abhängige Variable ω in der zweiten Potenz. Dies erschwert den Lösungsweg. Zunächst trennen wir die Veränderlichen:

$$dt = \frac{J\,d\omega}{D - F\omega^2} = \frac{J}{D}\,\frac{d\omega}{1 - \frac{F}{D}\omega^2}\,.$$

Zur Vereinfachung der Rechnung substituieren wir $\frac{F}{D} = a^2$.

$$dt = \frac{J}{D}\,\frac{d\omega}{1 - a^2\omega^2}$$

und integrieren

$$t + c = \frac{J}{D}\int\frac{d\omega}{1 - a^2\omega^2}\,. \tag{7}$$

Die Funktion $\frac{1}{1 - a^2\omega^2}$ zerlegen wir nach der Methode der Teilbruchzerlegung:

$$\frac{1}{1 - a^2\omega^2} = \frac{A}{1 + a\omega} + \frac{B}{1 - a\omega}, \tag{8}$$

worin A und B zu bestimmen sind. Wir multiplizieren die Gleichung mit $1 + a\omega$:

$$\frac{1}{1 - a\omega} = A + B\frac{1 + a\omega}{1 - a\omega}.$$

Da ω veränderlich ist, so gilt die Gleichung auch, wenn $1 + a\omega = 0$, wenn also für $\omega = -\frac{1}{a}$ gesetzt wird. In diesem Falle verschwindet der Koeffizient von B, und man findet $A = \frac{1}{2}$. Mit demselben Verfahren ergibt sich auch für $B = \frac{1}{2}$. Daher geht (8) über in

$$\frac{1}{1 - a^2\omega^2} = \frac{1}{2}\,\frac{1}{1 + a\omega} + \frac{1}{2}\,\frac{1}{1 - a\omega}.$$

Man überzeuge sich von der Richtigkeit der Gleichung.

Das Integral in (7) wird also wie folgt zerlegt:

$$\int \frac{d\omega}{1 - a^2\omega^2} = \frac{1}{2}\int \frac{d\omega}{1 + a\omega} + \frac{1}{2}\int \frac{d\omega}{1 - a\omega}.$$

Zur Integration umgeformt

$$\int \frac{d\omega}{1 - a^2\omega^2} = \frac{1}{2a}\int \frac{d(1 + a\omega)}{1 + a\omega} - \frac{1}{2a}\int \frac{d(1 - a\omega)}{1 - a\omega}$$

$$= \frac{1}{2a}[\ln(1 + a\omega) - \ln(1 - a\omega)] = \frac{1}{2a}\ln\frac{1 + a\omega}{1 - a\omega}.$$

In (7) eingesetzt

$$t + c = \frac{J}{D}\,\frac{1}{2a}\ln\frac{1 + a\omega}{1 - a\omega}.$$

Da zur Zeit $t = 0$ auch $\omega = 0$ ist, so folgt $c = 0$;

$$t = \frac{J}{D}\,\frac{1}{2a}\ln\frac{1 + a\omega}{1 - a\omega} \qquad \text{oder} \qquad \ln\frac{1 + a\omega}{1 - a\omega} = \frac{2aD}{J}t$$

und nach dem Übergang zur Exponentialfunktion

$$\frac{1 + a\omega}{1 - a\omega} = e^{\frac{2aD}{J}t}.$$

Diese Gleichung muß nach ω aufgelöst werden. Man findet

$$1 + a\omega = e^{\frac{2aD}{J}t} - a\omega\, e^{\frac{2aD}{J}t}$$

und hieraus

$$\omega = \frac{1}{a}\,\frac{e^{\frac{2aD}{J}t} - 1}{e^{\frac{2aD}{J}t} + 1},$$

worin $a^2 = \frac{F}{D}$ bedeutet. Also wird

$$\omega = \sqrt{\frac{D}{F}}\,\frac{e^{\frac{2\sqrt{DF}}{J}t} - 1}{e^{\frac{2\sqrt{DF}}{J}t} + 1}.$$

Es ist leicht einzusehen, daß bei wachsendem t die Winkelgeschwindigkeit dem Grenzwert $\omega = \sqrt{\frac{D}{F}}$ zustrebt.

Ein- und Abschalten eines elektrischen Stromkreises mit Ohmschem Widerstand und Selbstinduktion.

I. Einschalten eines Gleichstromkreises.

13. An die Klemmen einer Reihenschaltung, bestehend aus einem Ohmschen Widerstand R und einer widerstandsfreien Drosselspule mit der Induktivität L, wurde die Gleichspannung U_0 angelegt. Man bestimme den Einschaltstrom $i = f(t)$ (Abb. 26).

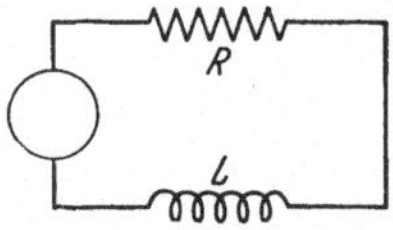

Abb. 26. Stromkreis.

Die Spannung U_0 werde beispielsweise durch einen Gleichstrom-Generator erzeugt. Die Zeit t wollen wir vom Augenblick des Einschaltens an messen. Zur Zeit $t = 0$ ist auch der Strom $i = 0$. Dieser wächst nach dem Einschalten und strebt einem Endwerte zu. Von der Klemmenspannung U_0 liegen die Komponenten Ri am Widerstand und $L\frac{di}{dt}$ an der Drosselspule. Es gilt mithin die Gleichung

$$L\frac{di}{dt} + Ri = U_0. \tag{1}$$

Wir wollen sie schrittweise umformen:

$$\frac{di}{U_0 - Ri} = \frac{1}{L}dt; \qquad -\frac{1}{R}\,\frac{d(U_0 - Ri)}{U_0 - Ri} = \frac{1}{L}dt;$$

$$\frac{d(U_0 - Ri)}{U_0 - Ri} = -\frac{R}{L}dt$$

und integrieren:

$$\ln(U_0 - Ri) = -\frac{R}{L}t + c.$$

Der Übergang zur Exponentialfunktion ergibt

$$U_0 - Ri = e^c e^{-\frac{R}{L}t} = k\,e^{-\frac{R}{L}t},$$

woraus als allgemeine Lösung

$$i = \frac{U_0}{R} - \frac{k}{R} e^{-\frac{R}{L} t} = \frac{U_0}{R} - s\, e^{-\frac{R}{L} t}$$

gefunden wird. Unter Berücksichtigung der Anfangsbedingung $i = 0$ für $t = 0$ erhalten wir als resultierenden Strom

$$i = \frac{U_0}{R}\left(1 - e^{-\frac{R}{L} t}\right). \tag{2}$$

Diese Funktion wollen wir näher betrachten. Zunächst schreiben wir

$$i = \frac{U_0}{R}\left(1 - e^{\frac{t}{L/R}}\right). \tag{3}$$

Abkürzend setzen wir $\frac{L}{R} = \tau$ und heißen diesen Quotienten die Zeitkonstante des Stromkreises. $\frac{t}{L/R}$ ist eine unbenannte Zahl. Infolgedessen hat $\frac{L}{R}$ die Dimension einer Zeit. Man erkennt leicht, daß für $t = \infty$ der Strom $i = \frac{U_0}{R} = I_0$ wird. Gleichung (3) kann nun in nachstehender Form geschrieben werden:

$$i = I_0\left(1 - e^{-\frac{t}{\tau}}\right). \tag{4}$$

Der Strom i kann in zwei Teilströme zerlegt werden, nämlich in den stationären

$$i_1 = I_0 \tag{5}$$

und den exponentiell abklingenden

$$i_2 = -I_0 e^{-\frac{t}{\tau}}. \tag{6}$$

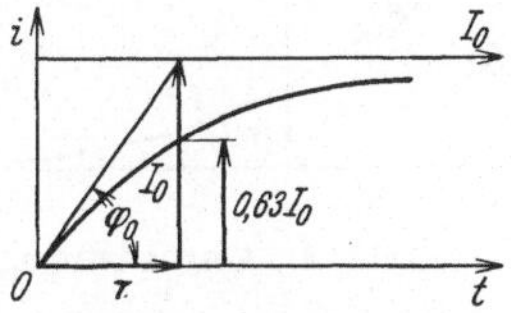

Abb. 27. Einschaltstrom.

Für $t = \tau$ entsteht aus (4)

$$i = I_0\left(1 - \frac{1}{e}\right) = 0{,}63\, I_0. \tag{7}$$

Zur Zeit $t = \tau$ erreicht der Strom 63% seines Endwertes. Zum Schlusse wollen wir noch den Anstieg im Anfangspunkt der Stromkurve (4) berechnen. Wir finden

$$i' = \operatorname{tg} \varphi_0 = \frac{I_0}{\tau}. \tag{8}$$

Mittels der Beziehungen (5), (7) und (8) ist es möglich, den Verlauf des Stromes i angenähert zu zeichnen (Abb. 27).

II. Abschalten eines Gleichstromkreises.

Im Stromkreis der Abb. 26 lassen wir zur Zeit $t = 0$ die Klemmenspannung U_0 verschwinden, etwa durch Zerstören des magnetischen Erregerfeldes des Generators. Der Stromkreis bleibt über den widerstands- und induktivitätsfrei gedachten Anker des Generators geschlossen. Der Strom strebt nun nach einem zu ermittelnden Gesetz $i = f(t)$ der Null zu. An Stelle von (1) gilt jetzt die Gleichung

$$L\frac{di}{dt} + Ri = 0,$$

deren allgemeine Lösung $i = ke^{-\frac{R}{L}t}$ ist, woraus mittels der Anfangsbedingung $i = I_0$ für $t = 0$ der Strom $i = I_0 e^{-\frac{R}{L}t} = I_0 e^{-\frac{t}{L/R}}$ gefunden wird. Auch hier setzen wir $\frac{L}{R} = \tau$ und erhalten so $i = I_0 e^{-\frac{t}{\tau}}$. Diese Funktion wollen wir kurz diskutieren. Für $t = \infty$ wird $i = 0$, während für $t = \tau$ der Strom

$$i = \frac{I_0}{e} = \frac{I_0}{2{,}718} = 0{,}37\,I_0$$

resultiert. Den Winkel φ_0 der Tangente im Anfangspunkt der Kurve bestimmen wir mittels der Beziehung $i' = \operatorname{tg}\varphi_0 = \frac{I_0}{\tau}$. Nun kann die Stromkurve skizziert werden (Abb. 28).

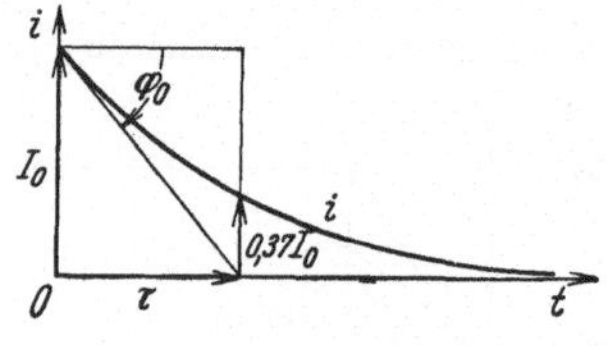

Abb. 28. Abschaltstrom.

III. In Fall I ersetzen wir die konstante Spannung U_0 durch die Wechselspannung $U_0 \sin\omega t$ und erhalten so die Gleichung

$$L\frac{di}{dt} + Ri = U_0 \sin\omega t. \qquad (9)$$

Um sie zu lösen, verfahren wir wie in Aufgabe 23, Seite 15. Wir ersetzen $U_0 \sin\omega t$ durch $U_0 \cos\omega t$ und gelangen zur neuen Differentialgleichung

$$L\frac{di_1}{dt} + Ri_1 = U_0 \cos\omega t. \qquad (10)$$

Zu ihr addieren wir die mit j multiplizierte Gleichung (9):

$$L\frac{d(i_1 + ji)}{dt} + R(i_1 + i) = U_0(\cos\omega t + j\sin\omega t) = U_0 e^{j\omega t}.$$

Abkürzend setzen wir $i_1 + ji = z$.

$$L\frac{dz}{dt} + Rz = U_0 e^{j\omega t}. \qquad (11)$$

Wir versuchen, ob $z = A e^{j\omega t}$ bei passender Wahl des Wertes für A eine Lösung der Gleichung (11) sei. Zu dem Zwecke setzen wir $z = A e^{j\omega t}$ und $\frac{dz}{dt} = jA\omega e^{j\omega t}$ in (11) ein und erhalten nach Division durch $e^{j\omega t}$:

$$jA\omega L + RA = U_0 \quad \text{oder} \quad A = \frac{U_0}{R + j\omega L}.$$

Nimmt A diesen Wert an, so ist

$$z = \frac{U_0 e^{j\omega t}}{R + j\omega L} \tag{12}$$

eine Lösung zu (11).

Die komplexe Zahl $R + j\omega L$ soll an Hand der Abb. 29 in ihre Exponentialform übergeführt werden. Man findet

$$R = \sqrt{R^2 + \omega^2 L^2} \cdot \cos\varphi,$$

$$j\omega L = \sqrt{R^2 + \omega^2 L^2} \cdot j \sin\varphi$$

Abb. 29. Scheinwiderstand.

und durch Addition der beiden Gleichungen

$$R + j\omega L = \sqrt{R^2 + \omega^2 L^2}\,(\cos\varphi + j\sin\varphi) = \sqrt{R^2 + \omega^2 L^2} \cdot e^{j\varphi},$$

worin φ durch die Gleichung $\operatorname{tg}\varphi = \frac{\omega L}{R}$ definiert ist. $0 < \varphi < 90°$.

Gleichung (12) geht über in

$$z = i_1 + ji = \frac{U_0 e^{j\omega t}}{\sqrt{R^2 + \omega^2 L^2} \cdot e^{j\varphi}} = \frac{U_0 e^{j(\omega t - \varphi)}}{\sqrt{R^2 + \omega^2 L^2}}$$

$$= \frac{U_0}{\sqrt{R^2 + \omega^2 L^2}} [\cos(\omega t - \varphi) + j\sin(\omega t - \varphi)].$$

Der reelle Anteil dieser Funktion

$$i_1 = \frac{U_0 \cos(\omega t - \varphi)}{\sqrt{R^2 + \omega^2 L^2}} \tag{13}$$

ist eine Lösung zu (10). Den imaginären dividieren wir durch j und erhalten in

$$i = \frac{U_0 \sin(\omega t - \varphi)}{\sqrt{R^2 + \omega^2 L^2}} \tag{14}$$

eine Lösung zu (9). Man heißt $\sqrt{R^2 + \omega^2 L^2}$ den Scheinwiderstand des Wechselstromes.

In (13) und (14) ist φ durch $\operatorname{tg}\varphi = \frac{\omega L}{R}$ definiert.

Es soll nun Gleichung (9) noch näher betrachtet werden. Ihre allgemeine Lösung muß die Form $i + i'$ annehmen. Auch i' ist eine Funktion von t.

Wir ersetzen in (9) die Variable i durch $i + i'$:

$$L \frac{d(i + i')}{dt} + R(i + i') = U_0 \sin \omega t$$

oder

$$\left(L \frac{d i}{d t} + R i\right) + \left(L \frac{d i'}{d t} + R i'\right) = U_0 \sin \omega t$$

und subtrahieren hiervon Gleichung (9). Es bleibt als neue Differentialgleichung $L \frac{d i'}{d t} + R i' = 0$ übrig. Ihre allgemeine Lösung ist

$$i' = k e^{-\frac{R}{L} t}. \tag{15}$$

Durch Addition von (14) und (15) gelangen wir zur allgemeinen Lösung von (9):

$$i + i' = \frac{U_0 \sin(\omega t - \varphi)}{\sqrt{R^2 + \omega^2 L^2}} + k e^{-\frac{R}{L} t}. \tag{16}$$

Für die Integrationskonstante k finden wir auf Grund der Anfangsbedingung $i + i' = 0$ für $t = 0$ den Wert

$$k = \frac{U_0 \sin \varphi}{\sqrt{R^2 + \omega^2 L^2}}.$$

Zur Abkürzung setzen wir $\frac{U_0}{\sqrt{R^2 + \omega^2 L}} = J_0$. Daher wird $k = J_0 \sin \varphi$.

Aus (16) entsteht

$$i + i' = J_0 \sin(\omega t - \varphi) + J_0 \sin \varphi \cdot e^{-\frac{R}{L} t}; \qquad \operatorname{tg} \varphi = \frac{\omega L}{R}. \tag{17}$$

Dies ist der Einschaltstrom. Er setzt sich aus einer periodischen und einer aperiodischen Schwingung zusammen. Das Schaubild einer derartigen Funktion ist in Abb. 11 Seite 18 gezeichnet. Die periodische Schwingung wird durch die aperiodische verzerrt, wesentlich aber nur während kurzer Zeit nach dem Einschalten des Stromkreises. Die Ordinaten der aperiodischen Schwingung nehmen nämlich bei wachsendem t rasch ab und sind spätestens einige Minuten nach dem Einschalten praktisch Null, wovon wir uns überzeugen wollen.

$i' = J_0 \sin \varphi \, e^{-\frac{R}{L} t} = J_0 \sin \varphi \, e^{-\frac{t}{L/R}}$; $\frac{L}{R} = \tau$ ist die Zeitkonstante des Stromkreises. Also ist $i' = J_0 \sin \varphi e^{-\frac{t}{\tau}}$. Die Vorzahl $J_0 \sin \varphi$ ist die Anfangsordinate der aperiodischen Schwingung i'. Wir fragen nun nach der Zeit, in der i' nur noch

$0{,}001 \cdot J_0 \sin\varphi$ ist und gelangen so zur Gleichung $0{,}001 = e^{-\frac{t}{\tau}}$ oder in Annäherung $\frac{1}{2^{10}} = e^{-\frac{t}{\tau}}$, woraus $\frac{t}{\tau} = 10 \ln 2$ gefunden wird. Die gesuchte Zeit beträgt $t = 10 \cdot \tau \cdot \ln 2 = 6{,}9\,\tau = 6{,}9\,\frac{L}{R}$. Ist beispielsweise $L = 0{,}40$ Henry und $R = 2{,}35$ Ohm, so ergibt sich für $t = 0{,}17$ Sekunden. Nachdem der Strom i' praktisch Null geworden ist, tritt an Stelle von (17) der stationäre Strom

$$i = J_0 \sin(\omega t - \varphi); \qquad \operatorname{tg}\varphi = \frac{\omega L}{R}.$$

Zum Schluß soll die Lösung (17) noch im Zusammenhang mit der gegebenen Differentialgleichung (9) betrachtet werden.

Die Funktion (17) ist der analytische Ausdruck für den Strom während der Zeit, da dessen aperiodischer Teil $J_0 \sin\varphi e^{-\frac{R}{L}t}$ einen merklichen Beitrag ergibt.

Man bezeichnet $J_0 \sin\varphi e^{-\frac{R}{L}}$ als Ausgleichsstrom. Diese Funktion ist eine partikuläre Lösung der homogen linearen Differentialgleichung $L\frac{di}{dt} + Ri = 0$, die aus Gleichung (9) erhalten wird, wenn deren rechte Seite $U_0 \sin\omega t$ durch Null ersetzt wird. $L\frac{di}{dt} + Ri = 0$ ist das differentielle Gesetz, das der Reihenschaltung R, L entspricht, wenn die Klemmenspannung verschwindet. Man heißt $J_0 \sin\varphi e^{-\frac{R}{L}t}$ eine freie Schwingung. Folgerichtig ist $L\frac{di}{dt} + Ri = 0$ die Differentialgleichung einer freien Schwingung.

Der stationäre Strom $J_0 \sin(\omega t - \varphi)$ ist die Sonderlösung der Gleichung $L\frac{di}{dt} + Ri = U_0 \sin\omega t$ (9). Er wird durch die Klemmenspannung $U_0 \sin\omega t$ erzwungen. Man bezeichnet ihn als erzwungene Schwingung. Gleichung (9) ist die Differentialgleichung einer erzwungenen Schwingung.

Die Spannung $U_0 \sin\omega t$ stört den Ablauf der freien Schwingung. Sie ist das Störungsglied oder die Störungsfunktion der Differentialgleichung (9).

Die Schwingung (17) setzt sich aus der Dauerschwingung $J_0 \sin(\omega t - \varphi)$ und der abklingenden Einschaltschwingung $J_0 \sin\varphi\, e^{-\frac{R}{L}t}$ zusammen.

II. Differentialgleichungen II. Ordnung.

Allgemeine Form.

Alle bisher betrachteten Differentialgleichungen waren von der Form $f(x, y, y') = 0$, d. h. sie enthielten nur die erste Ableitung y', also niemals die zweite oder gar eine noch höhere. Nun wollen wir Differentialgleichungen lösen, deren allgemeines Symbol $f(x, y, y', y'') = 0$ ist. Eine Gleichung dieser Art ist, wie schon früher ausgeführt wurde, eine Differentialgleichung II. Ordnung. In ihr muß immer die zweite Ableitung vorkommen. Dagegen braucht sie die Variablen x und y nicht unbedingt explizit zu enthalten, auch nicht die erste Ableitung y'.

Allgemeine und partikuläre Lösung.

Wir wollen zunächst ein ganz einfaches Beispiel betrachten. Es sei die Gleichung $\frac{d^2 y}{d x^2} = a$ gegeben. Wir schreiben sie in der Form $\frac{d\left(\frac{dy}{dx}\right)}{dx} = a$ oder $d\left(\frac{dy}{dx}\right) = a\,dx$, woraus durch Integration $\frac{dy}{dx} = ax + c_1$ gefunden wird.

Wir integrieren nochmals:

$$y = \frac{a}{2} x^2 + c_1 x + c_2. \tag{1}$$

Damit ist die allgemeine Lösung oder das allgemeine Integral der gegebenen Differentialgleichung gefunden. In dieser Funktion kommen zwei willkürliche Konstanten (variable Kurvenparameter), nämlich c_1 und c_2, vor, während a eine Konstante ist. Wir erkennen, daß die allgemeine Lösung einer Differentialgleichung II. Ordnung zwei willkürliche Konstanten enthalten muß.

In Gleichung (1) wählen wir für c_1 und c_2 je einen Zahlwert, beispielsweise $c_1 = 2$ und $c_2 = -1$. Dann ist $y = \frac{a}{2} x^2 + 2x - 1$ eine partikuläre Lösung. Ihr Schaubild ist eine Parabel.

Wir behaupten, daß durch jeden Punkt P der Zahlenebene unendlich viele partikuläre Parabeln als Einzelkurven der Funktion (1) gehen. Um dies zu beweisen, zerlegen wir (1) in die zwei Funktionen

$$y = \frac{a}{2} x^2 \quad (2) \qquad \text{und} \qquad y = c_1 x + c_2. \tag{3}$$

Die erste, eine Parabel, ist von den veränderlichen Parametern c_1 und c_2 unabhängig. Um den Charakter der zweiten kennenzulernen, gehen wir wie folgt vor: In Gleichung (3) wählen wir wiederum für $c_1 = 2$ und für $c_2 = -1$. So erhalten wir die Gerade $y = 2x - 1$. Sie geht durch den Punkt $Q(2, 3)$. Durch diesen sind aber unendlich viele Geraden möglich. Man kann die Gleichungen derartiger Geraden aus (3) herleiten, wenn man $y = 3$ und $x = 2$ setzt. Aus der so gefundenen Beziehung

$$3 = 2c_1 + c_2$$

ergibt sich beispielsweise folgende kleine Zusammenstellung:

c_1	0	1	−1
c_2	3	1	5

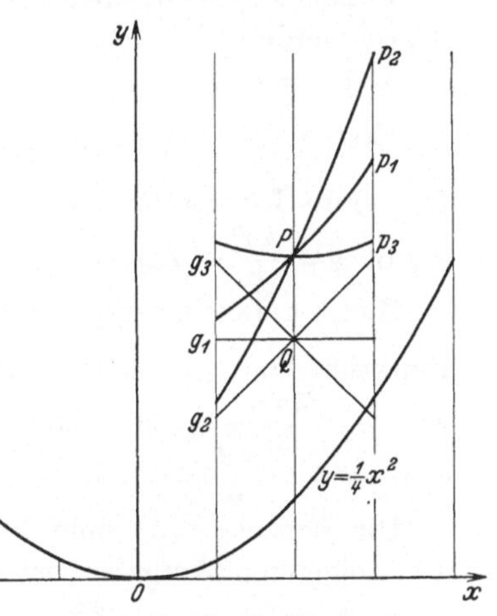

Abb. 30. Partikuläre Lösungen.

Die ihr entsprechenden Geraden $y = 3 (g_1)$; $y = x + 1 (g_2)$ und $y = -x + 5 (g_3)$ sind in Abb. 30 gezeichnet. Hier findet man auch die Parabel $y = \frac{1}{4}x^2$, die aus (2) hervorgeht, wenn $a = \frac{1}{2}$ gesetzt wird. Zu ihr addieren wir der Reihe nach je eine der drei obigen Geraden und erhalten so die Parabeln $y = \frac{1}{4}x^2 + 3 (p_1)$; $y = \frac{1}{4}x^2 + x + 1 (p_2)$ und $y = \frac{1}{4}x^2 - x + 5 (p_3)$, die in Abb. 30 ebenfalls gezeichnet sind. Jede geht durch den Punkt $P(2, 4)$. Da dieser Vorgang für jeden Punkt der Zahlenebene wiederholt werden kann, so ist obige Behauptung bewiesen.

Durch jeden Punkt der Ebene gehen also unendlich viele Lösungskurven einer Differentialgleichung II. Ordnung, in jeder Richtung eine.

A n f a n g s und R a n d b e d i n g u n g e n. Um aus der allgemeinen Lösung eine partikuläre herauszuheben, muß man also z. B. nicht nur einen Anfangspunkt $x = x_0$, $y = y_0$ vorschreiben, sondern auch eine Anfangsrichtung $y' = y'_0$ (Anfangsbedingungen) oder einen Anfangspunkt $x = x_0$, $y = y_0$ und einen Endpunkt $x = x_1$; $y = y_1$ (Randbedingungen).

G e o m e t r i s c h e A u s d e u t u n g. Da y'' mit dem Krümmungsradius $\varrho = \frac{\sqrt{(1+y'^2)^3}}{y''}$ zusammenhängt, kann man die Differentialgleichung II. Ordnung $f(x, y, y', y'') = 0$ dahin deuten, daß zu jedem Punkt (x, y) einschließlich Richtung y' die Krümmung der Lösung vorgeschrieben wird.

Einfache Beispiele.

Zunächst sollen einige Gleichungen von der Form $y'' = f(x)$ gelöst werden.

1. $y'' = a x$.

Erster Lösungsweg. $\frac{d^2 y}{d x^2} = \frac{d\left(\frac{dy}{dx}\right)}{dx} = a x$; $\int d\left(\frac{dy}{dx}\right) = a \int x\, dx$.

Die erste Integration führt auf $\frac{dy}{dx} = \frac{a x^2}{2} + c_1$, und die zweite ergibt $y = \frac{a x^3}{6} + c_1 x + c_2$.

Zweiter Lösungsweg. Wir substituieren $\frac{dy}{dx} = p$, wo p eine Funktion von x ist und finden $\frac{d^2 y}{d x^2} = \frac{dp}{dx} = a x$. Nun integrieren wir: $p = \frac{a x^2}{2} + c_1$ und ersetzen p durch $\frac{dy}{dx}$. $\frac{dy}{dx} = \frac{a x^2}{2} + c_1$, woraus $y = \frac{a x^3}{6} + c_1 x + c_2$ gefunden wird.

Die Einzelkurven sind kubische Parabeln. Die Lösung der drei folgenden Aufgaben ist leicht zu finden.

2. $y'' = a x^2$; $y = \frac{a x^4}{12} + c_1 x + c_2$.

3. $y'' = \sin x$; $y = -\sin x + c_1 x + c_2$.

4. $y'' = e^x$; $y = e^x + c_1 x + c_2$.

5. $y'' = \frac{a}{1+x^2}$. Die erste Integration ergibt $y' = a \operatorname{arctg} x + c_1$, woraus weiter $y = a \int \operatorname{arctg} x\, dx + c_1 x + c_2$ entsteht. Das Integral ist nach dem Verfahren der teilweisen Integration zu lösen, also nach der Beziehung $\int u\, dv = uv - \int v\, du$. Wir setzen $u = \operatorname{arctg} x$; $dv = dx$, woraus $du = \frac{dx}{1 + x^2}$ und $v = x$ folgt.

$a \int \operatorname{arctg} x\, dx = a x \operatorname{arctg} x - \frac{a}{2} \int \frac{2 x\, dx}{1 + x^2}$. Der Zähler des letzten Integrals ist das Differential des Nenners. Daher ist $-\frac{a}{2} \int \frac{d(1 + x^2)}{1 + x^2} = -\frac{a}{2} \ln(1 + x^2)$. Die allgemeine Lösung lautet

$$y = a x \operatorname{arctg} x - \frac{a}{2} \ln(1 + x^2) + c_1 x + c_2.$$

Nun wollen wir zwei Beispiele vom Typus $y'' = f(y)$ lösen.

6. $y'' = n^2 y$.

Erster Lösungsweg. Wir substituieren $\frac{dy}{dx} = p$. Also ist $\frac{d^2y}{dx^2} = \frac{dp}{dx} = n^2 y$. Aus diesen zwei Gleichungen eliminieren dx.

$$p\,dp = n^2 y\,dy.$$

Eine erste Integration ergibt $\frac{p^2}{2} = n^2 \frac{y^2}{2} + \frac{c_1^2}{2}$ oder $p^2 = n^2 y^2 + c_1^2$, woraus

$$dx = \frac{dy}{\sqrt{n^2 y^2 + c_1^2}} \tag{1}$$

gefunden wird. Um dieses Integral zu lösen, gehen wir von der Beziehung $\int \frac{dz}{z} = \ln z$ aus und substituieren hier

$$z = ny + \sqrt{n^2 y^2 + c_1^2}; \quad dz = \frac{n\left(ny + \sqrt{n^2 y^2 + c_1^2}\right)}{\sqrt{n^2 y^2 + c_1^2}}\,dy.$$

Also wird

$$\int \frac{dz}{z} = n \int \frac{dy}{\sqrt{n^2 y^2 + c_1^2}} = \ln\left(ny + \sqrt{n^2 y^2 + c_1^2}\right)$$

und weiter

$$\int \frac{dy}{\sqrt{n^2 y^2 + c_1^2}} = \frac{1}{n} \ln\left(ny + \sqrt{n^2 y^2 + c_1^2}\right).$$

Folglich ergibt sich aus (1)

$$x + c_2 = \frac{1}{n} \ln\left(ny + \sqrt{n^2 y^2 + c_1^2}\right)$$

oder

$$nx + nc_2 = \ln\left(ny + \sqrt{n^2 y^2 + c_1}\right)$$

und hieraus

$$ny + \sqrt{n^2 y^2 + c_1^2} = e^{nx} \cdot e^{nc_2} = k\,e^{nx},$$

$$\sqrt{n^2 y^2 + c_1^2} = k\,e^{nx} - ny.$$

Wird diese Gleichung quadriert und das Resultat nach y aufgelöst, so erhält man

$$y = \frac{k}{2n} e^{nx} - \frac{c_1^2}{2kn} e^{-nx}.$$

Hier substituieren wir $\frac{k}{2n} = A$ und $-\frac{c_1^2}{2kn} = B$ und erhalten als allgemeine Lösung

$$y = A e^{nx} + B e^{-nx}.$$

Zweiter Lösungsweg. Es handelt sich darum, zu versuchen, ob $y = e^{\lambda x}$ bei passender Wahl des Wertes für λ eine Lösung der

Differentialgleichung $y'' = n^2 x$ sei. Zu dem Zwecke substituieren wir die Funktion und ihre zweite Ableitung $y'' = \lambda^2 e^{\lambda x}$ in unsere Gleichung. Das Resultat $\lambda^2 e^{\lambda x} = n^2 e^{\lambda x}$ dividieren wir durch den Faktor $e^{\lambda x}$, was erlaubt ist, weil $e^{\lambda x}$ für endliche Werte von x nicht verschwinden kann und erhalten $\lambda^2 = n^2$ oder $\lambda = \pm n$. In $y_1 = e^{nx}$ und $y_2 = e^{-nx}$ haben wir zwei partikuläre Lösungen gefunden. Man überzeugt sich leicht, daß auch $y_a = A e^{nx}$ und $y_b = B e^{-nx}$, worin A und B willkürliche Konstanten bedeuten, der gegebenen Gleichung genügen und ebenso

$$y_a + y_b = y = A e^{nx} + B e^{-nx}.$$

Da diese Funktion zwei willkürliche Konstanten enthält, so ist sie die allgemeine Lösung.

Zusammenfassend kann gesagt werden: Man suche mittels der Substitution $y = e^{\lambda x}$ die zwei partikulären Lösungen $y_1 = e^{nx}$ und $y_2 = e^{-nx}$ und multipliziere sie je mit einer willkürlichen Konstanten. Dann ist die Summe der zwei so gefundenen Lösungen $y = A e^{nx} + B e^{-nx}$ die allgemeine Lösung.

Herleitung der Differentialgleichung einer Kurvenschar.

7. Zum bessern Verständnis der Überlegungen des unten stehenden zweiten Lösungsweges soll vorab die Differentialgleichung zur Kurvenschar

$$y = k \sin(\omega t + \varphi) \tag{1}$$

abgeleitet werden. Hierin sind k und φ willkürliche Konstanten, während ω konstant sein soll. Jede Einzelkurve, beispielsweise $y = k_0 \sin(\omega t + \varphi_0)$, ist eine harmonische Schwingung. Man erkennt, daß k_0 den Scheitelwert, ω die Winkelgeschwindigkeit und φ_0 die Phasenverschiebung, d. h. die Phase zur Zeit $t = 0$ (Anfangsphase) der harmonischen Schwingung bedeutet. Die zweite Ableitung der Funktion (1) ist

$$\frac{d^2 y}{dt^2} = -\omega^2 \cdot k \sin(\omega t + \varphi). \tag{2}$$

Aus (1) und (2) folgt die Differentialgleichung

$$\frac{d^2 y}{dt^2} = -\omega^2 y, \tag{3}$$

deren nun zu suchende Lösung selbstredend eine Funktion von der Form (1) sein muß. Gleichung (3) ist die Differentialgleichung einer Schar harmonischer Schwingungen.

Erster Lösungsweg. In $\frac{d^2 y}{dt^2} = -\omega^2 y$ (3) substituieren wir

$$\frac{dy}{dt} = p; \tag{4}$$

$\frac{d^2 y}{dt^2} = \frac{dp}{dt}$. Also ist

$$\frac{dp}{dt} = -\omega^2 y. \tag{5}$$

Aus (4) und (5) eliminieren wir dt; $p\,dp = -\omega^2 y\,dy$. Durch Integrieren entsteht $p^2 = -\omega^2 y^2 + c_1^2$ und $\frac{dy}{dt} = \sqrt{c_1^2 - \omega^2 y^2}$. Wir trennen die Variablen:

$$dt = \frac{dy}{\sqrt{c_1^2 - \omega^2 y^2}} = \frac{dy}{c_1 \sqrt{1 - \left(\frac{\omega}{c_1} y\right)^2}} = \frac{1}{\omega} \frac{d\left(\frac{\omega}{c_1} y\right)}{\sqrt{1 - \left(\frac{\omega}{c_1} y\right)^2}}.$$

Nun kann nochmals integriert werden:

$$t + c_2 = \frac{1}{\omega} \arcsin \frac{\omega}{c_1} y \quad \text{oder} \quad \arcsin \frac{\omega}{c_1} y = \omega t + c_2 \omega.$$

An Hand der Abb. 31 findet man

$$\frac{\omega}{c_1} y = \sin(\omega t + c_2 \omega)$$

oder

$$y = \frac{c_1}{\omega} \sin(\omega t + c_2 \omega).$$

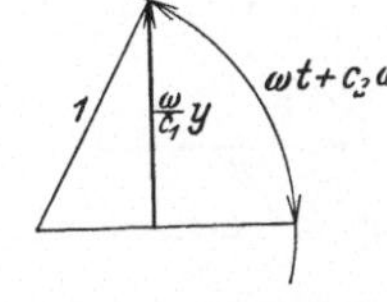

Abb. 31. Arcusfunktion.

Wir vereinfachen: $\frac{c_1}{\omega} = k$ und $c_2 \omega = \varphi$.

$$y = k \sin(\omega t + \varphi).$$

Diese Funktion enthält zwei willkürliche Konstanten, nämlich k und φ. Sie ist die allgemeine Lösung der gegebenen Differentialgleichung.

Zweiter Lösungsweg. In $\frac{d^2 y}{dt^2} = -\omega^2 y$ substituieren wir

$$y = e^{\lambda t} \tag{6}$$

und die zweite Ableitung $y'' = \lambda^2 e^{\lambda t}$; $\lambda^2 e^{\lambda t} = -\omega^2 e^{\lambda t}$, dividieren durch $e^{\lambda t}$ und erhalten aus $\lambda^2 = -\omega^2$ für $\lambda = \pm j\omega$. Diese Werte führen wir in (6) ein und gelangen so zu den partikulären Lösungen $y_1 = e^{j\omega t}$ und $y_2 = e^{-j\omega t}$. Die erste multiplizieren wir mit c_1, die zweite mit c_2. Die Summe dieser Funktionen, also

$$y = c_1 e^{j\omega t} + c_2 e^{-j\omega t},$$

ist die gesuchte allgemeine Lösung. Man kann sich leicht davon überzeugen, daß diese Funktion der gegebenen Gleichung genügt.

Nun führen wir mittels der Eulerschen Gleichung $e^{\pm jx} = \cos x \pm j \sin x$ trigonometrische Funktionen ein:

$$\begin{aligned} y &= c_1(\cos\omega t + j\sin\omega t) + c_2(\cos\omega t - j\sin\omega t) \\ &= (c_1 + c_2)\cos\omega t + j(c_1 - c_2)\sin\omega t \\ &= A\cos\omega t + jB\sin\omega t. \end{aligned} \tag{7}$$

Was bedeutet das Auftreten der komplexen Lösung? Da ω, die alleinige Vorzahl der gegebenen Differentialgleichung, reell ist, so muß die Lösung dieser Gleichung, falls es sich beispielsweise um eine technische Anwendung handelt, auch reell sein. Es liegt also scheinbar ein Widerspruch vor. Man erkennt durch Einsetzen in die Differentialgleichung, daß auch

$$y = A\cos\omega t + B\sin\omega t \tag{8}$$

als allgemeine Lösung betrachtet werden darf. Die Integrationskonstanten A und B können reell, imaginär oder komplex sein. Bei physikalischen Problemen müssen sie reelle Zahlen sein, d. h. Gleichung (8) ist hier die gesuchte allgemeine Lösung. Wir formen sie an Hand der Abb. 32 um, wo wir A und B als Katheten eines rechtwinkligen Dreiecks auftragen:

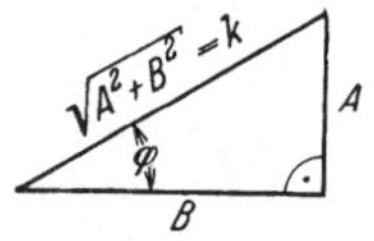

Abb. 32. Bestimmung von φ.

$$A = k\sin\varphi; \quad B = k\cos\varphi.$$

Diese Werte führen wir in (8) ein:

$$y = k\sin\varphi\cos\omega t + k\cos\varphi\sin\omega t = k\sin(\omega t + \varphi). \tag{9}$$

Damit ist wieder die Funktion (1) als allgemeine Lösung gefunden. Sie enthält als Folge der zwei Integrationen die willkürlichen Konstanten k und φ. Diese ermöglichen, die gefundene Lösung irgendeinem gegebenen Anfangszustand anzupassen. Aber aus einer Anfangsbedingung allein, etwa $y = 0$ für $t = 0$, können wir nicht zwei willkürliche Konstanten bestimmen. Wir bedürfen dazu noch einer zweiten Angabe. Diese sei $\frac{dy}{dt} = v_0$ für $t = 0$. Zufolge der ersten Bedingung finden wir aus (9) die Gleichung $k\sin\varphi = 0$. Nun differenzieren wir (9): $y' = k\omega\cos(\omega t + \varphi)$, woraus unter Berücksichtigung der zweiten Bedingung $v_0 = k\omega\cos\varphi$ entsteht. Folglich steht uns zur Bestimmung von k und φ das Gleichungssystem

$$\left| \begin{aligned} k\sin\varphi &= 0 \\ k\omega\cos\varphi &= v_0 \end{aligned} \right|$$

zur Verfügung. Wir dividieren die obere Gleichung durch die untere und finden $\operatorname{tg}\varphi = 0$, also $\varphi = 0$. Da wir nun den Wert für φ kennen, so geht die untere Gleichung in $k\omega = v_0$ oder $k = \frac{v_0}{\omega}$ über. Die dem vorgeschriebenen Anfangszustande angepaßte Einzellösung ist somit

$$y = \frac{v_0}{\omega} \sin \omega t.$$

Lineare Differentialgleichungen II. Ordnung.

Derartige Gleichungen können immer auf die Form

$$y'' + Py' + Qy = R \tag{1}$$

gebracht werden, worin P, Q und R entweder Funktionen von x oder Konstanten sind. Für $R = 0$ ist (1) eine homogen lineare Differentialgleichung II. Ordnung.

$$y'' + Py' + Qy = 0. \tag{2}$$

Sie soll uns zuerst beschäftigen. Dabei wollen wir uns auf den Fall beschränken, daß $P = a$ und $Q = b$ Konstanten seien:

$$y'' + ay' + by = 0. \tag{3}$$

Einen Einzelfall dieser Gleichung, nämlich $y'' + by = 0$, haben wir oben in den Aufgaben 6 und 7 betrachtet. Die Lösungen konnten mittels des Exponentialansatzes $y = e^{\lambda x}$ gefunden werden, der überdies auch in Aufgabe 21, Seite 10 verwendet worden ist. Auf Grund dieser Erfahrungen liegt es nahe, zu versuchen, ob man mit Hilfe dieser Substitution auch die Gleichung (3) lösen könne. Substituieren wir hierin versuchsweise die genannte Funktion $y = e^{\lambda x}$ und ihre zwei ersten Ableitungen $y' = \lambda e^{\lambda x}$ und $y'' = \lambda^2 e^{\lambda x}$. Die entstehende Gleichung $e^{\lambda x}(\lambda^2 + \alpha\lambda + b) = 0$ dürfen wir durch den Faktor $e^{\lambda x}$ dividieren, weil er für endliche Werte von x nicht verschwinden kann:

$$\lambda^2 + a\lambda + b = 0. \tag{4}$$

Die Lösung dieser quadratischen Gleichung lautet:

$$\lambda = \frac{-a \pm \sqrt{a^2 - 4b}}{2}.$$

Es müssen nun drei Fälle unterschieden werden:

I. $a^2 > 4b$. Die Wurzeln sind reell und verschieden.

II. $a^2 = 4b$. Die Wurzeln sind reell und einander gleich. $\lambda_1 = \lambda_2 = -\frac{a}{2}$.

III. $a^2 < 4b$. Die Wurzeln sind konjugiert komplex.

In allen nun folgenden Beispielen wählen wir t als unabhängige und y als abhängige Variable.

Aufgaben zu Fall I.

8. $y'' + y' - 2y = 0$. Es wird $\lambda_1 = 1$ und $\lambda_2 = -2$. Die partikulären Lösungen lauten $y_1 = e^t$ und $y_2 = e^{-2t}$. Die allgemeine Lösung ist $y = c_1 e^t + c_2 e^{-2t}$, wovon man sich durch Substitution dieser Funktion und ihrer zwei ersten Ableitungen in die Differentialgleichung leicht überzeugen kann.

9. $y'' + 3y' + 2y = 0$; $\lambda_1 = -1$; $\lambda_2 = -2$. Allgemeine Lösung: $y = c_1 e^{-t} + c_2 e^{-2t}$.

10. $y'' - 4y = 0$. Allgemeine Lösung: $y = c_1 e^{2t} + c_2 e^{-2t}$. Die Lösungen aller drei Beispiele sind Exponentialfunktionen.

Aufgaben zu Fall II.

11. $y'' + 4y' + 4y = 0$; $(\lambda + 2)^2 = 0$; $\lambda_1 = \lambda_2 = -2$.

Wir finden mittels unseres Verfahrens nur eine partikuläre Lösung

$$y = e^{-2t}. \tag{1}$$

Eine Lösung der Differentialgleichung ist auch $y = A e^{-2t}$, aber nicht die allgemeine. Diese muß eine der zwei nachstehenden Formen annehmen:

$$y = A e^{-2t} + B \quad (2) \qquad \text{oder} \qquad y = A e^{-2t} + B f(t). \tag{3}$$

Wie man sich leicht überzeugen kann, genügt (2) der Differentialgleichung nur, wenn $B = 0$ ist. Gleichung (2) kann daher nicht als allgemeine Lösung in Betracht kommen.

Leider ist es auch zwecklos, die Funktion (3) oder nur deren zweiten Summanden in die Differentialgleichung einzusetzen, um $f(t)$ zu bestimmen. Es resultiert nämlich hieraus

$$f''(t) + 4f'(t) + 4f(t) = 0,$$

also die ursprüngliche Differentialgleichung.

Wir wollen nun versuchen, ob die Substitution

$$f(t) = e^{-2t} g(t) \tag{4}$$

zu einer weiteren Lösung verhelfen könne. Der Faktor e^{-2t} ist die gefundene partikuläre Lösung (1). Die zwei ersten Ableitungen von (4) sind

$$f'(t) = e^{-2t} g'(t) - 2e^{-2t} g(t) \tag{5}$$

und

$$f''(t) = e^{-2t} g''(t) - 4e^{-2t} g'(t) + 4e^{-2t} g(t). \tag{6}$$

Nun setzen wir (4), (5) und (6) in die Differentialgleichung ein. Die Rechnung ergibt $e^{-2t}g''(t) = 0$. Wird durch e^{-2t} dividiert, so bleibt als zu lösende Gleichung $g''(t) = 0$ übrig, deren allgemeine Lösung $g(t) = c_1 t + c_2$ ist. Folglich geht (4) über in

$$f(t) = e^{-2t}(c_1 t + c_2) = c_1 t e^{-2t} + c_2 e^{-2t},$$

und aus (3) entsteht

$$\begin{aligned} y &= A e^{-2t} + B(c_1 t e^{-2t} + c_2 e^{-2t}) \\ &= (A + c_2) e^{-2t} + B c_1 t e^{-2t}. \end{aligned}$$

Vereinfachend schreiben wir $A + c_2 = k_1$ und $B c_1 = k_2$.

$$y = k_1 e^{-2t} + k_2 t e^{-2t}.$$

Dies ist die allgemeine Lösung.

In gleicher Weise löse man:

12. $y'' - 2y' + y = 0$; $y = k_1 e^t + k_2 t e^t$.

13. $y'' + 6y' + 9y = 0$; $y = k_1 e^{-3t} + k_2 t e^{-3t}$.

Den drei letzten Beispielen ist folgendes gemeinsam: Kennt man eine Lösung $y = k_1 e^{mt}$, so lautet eine zweite $y = k_2 t e^{mt}$, und die allgemeine Lösung ist

$$y = k_1 e^{mt} + k_2 t e^{mt}.$$

Im Anschluß soll nun ein Einzelfall der Funktion $y = k_2 t e^{mt}$, nämlich

$$y = s_0 t e^{-\beta t}, \tag{1}$$

diskutiert werden.

Vorerst stellen wir fest, daß die Kurve durch den Nullpunkt geht. Welchen Anstieg hat sie hier?

$$y' = \operatorname{tg}\varphi = -\beta s_0 t e^{-\beta t} + s_0 e^{-\beta t}. \tag{2}$$

Für $t = 0$ folgt

$$\operatorname{tg}\varphi_0 = s_0. \tag{3}$$

Nun ermitteln wir, unter der Voraussetzung, es sei s_0 positiv, die Koordinaten des höchsten Kurvenpunktes. In diesem Falle wird aus (2)

$$s_0 e^{-\beta t}(1 - \beta t) = 0.$$

Da $e^{-\beta t}$ bei endlichen Werten für t nicht verschwinden kann, so muß $1 - \beta t = 0$ sein. Also wird

$$t = \frac{1}{\beta}. \tag{4}$$

Die Ordinate des höchsten Kurvenpunktes mißt

$$y = s_0 \cdot \frac{1}{\beta} \cdot \frac{1}{e}. \tag{5}$$

Schließlich bestimmen wir die Kurvenordinate für $t \to \infty$. Unsere Funktion $y = s_0 \frac{t}{e^{\beta t}}$ nimmt in diesem Falle die unbestimmte Form $\frac{\infty}{\infty}$ an. Um den wahren Wert zu finden, differenzieren wir nach einer bekannten Regel der Differentialrechnung den Zähler für sich und den Nenner für sich und setzen im entstehenden Quotienten $t \to \infty$.

$$\left| s_0 \frac{t}{e^{\beta t}} \right|_{t \to \infty} = \left| s_0 \frac{1}{\beta e^{\beta t}} \right|_{t \to \infty} = 0 .$$

Die Kurve (1) steigt von $t = 0$ bis $t = \frac{1}{\beta}$ und fällt hierauf asymptotisch zur horizontalen Achse ab.

Es soll nun ein Beispiel der Kurve (1) gezeichnet werden, nämlich $y = 2te^{-0,2t}$ (Abb. 33). Die Werte für (3), (4) und (5) sind

$$\operatorname{tg} \varphi_0 = s_0 = 2; \qquad t = \frac{1}{\beta} = 5; \qquad y = \frac{s_0}{\beta e} = \frac{2 \cdot 5}{2,718} = 3,68 .$$

Außerdem gilt folgende Zusammenstellung:

t	0	1	2	3	4	5	6	7	8	9	10	12	15	18	20	25
y	0	1,64	2,68	3,29	3,59	3,68	3,61	3,45	3,23	2,98	2,71	2,18	1,49	0,98	0,73	0,34

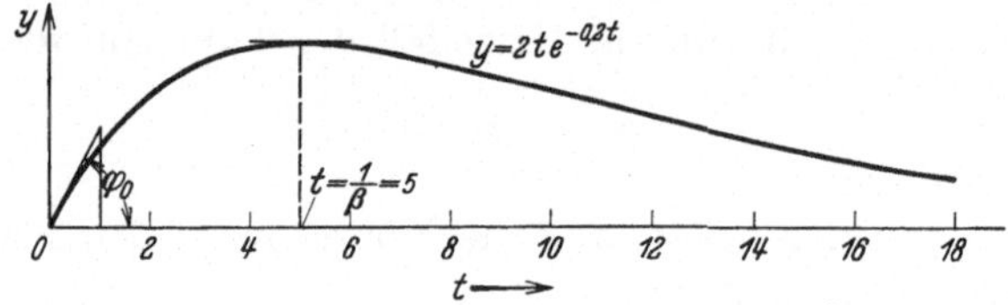

Abb. 33. Beispiel der Funktion $y = s_0 t e^{-\beta t}$.

Aufgaben zu Fall III.

14. $y'' + 4y' + 5y = 0$. Man findet $\lambda^2 + 4\lambda + 5 = 0$ und hieraus $\lambda_1 = -2 + j$ und $\lambda_2 = -2 - j$. Nun kann die allgemeine Lösung aufgeschrieben werden:

$$y = c_1 e^{(-2+j)t} + c_2 e^{(-2-j)t} = e^{-2t}(c_1 e^{jt} + c_2 e^{-jt}) .$$

Die Summanden der Klammern formen wir um:

$$c_1 e^{jt} = c_1(\cos t + j \sin t); \quad c_2 e^{-jt} = c_2(\cos t - j \sin t);$$
$$c_1 e^{jt} + c_2 e^{-jt} = (c_1 + c_2)\cos t + j(c_1 - c_2)\sin t;$$
$$= A \cos t + jB \sin t .$$

Folglich wird $y = e^{-2t}(A \cos t + jB \sin t)$. Ebensogut aber stellt $y = e^{-2t}(A \cos t + B \sin t)$ die allgemeine Lösung der gegebenen

Gleichung dar (s. oben Beispiel 7, Seite 52). Für $A\cos t + B\sin t$ kann man zufolge der Gleichungen (8) und (9), Seite 52 $k\sin(t+\varphi)$ schreiben, so daß die endgültige Form der allgemeinen Lösung lautet
$$y = ke^{-2t}\sin(t+\varphi).$$

15. $y'' + 2y' + 5y = 0$; $\lambda^2 + 2\lambda + 5 = 0$; $\lambda_1 = -1 + 2j$; $\lambda_2 = -1 - 2j$.

Allgemeine Lösung:
$$y = c_1 e^{(-1+2j)t} + c_2 e^{(-1-2j)t}$$
$$= e^{-t}(c_1 e^{j2t} + c_2 e^{-j2t}) = e^{-t}(A\cos 2t + jB\sin 2t).$$
An deren Stelle kann
$$y = e^{-t}(A\cos 2t + B\sin 2t) = ke^{-t}\sin(2t+\varphi)$$
treten.

Die allgemeinen Lösungen der Aufgaben 14 und 15 sind gedämpfte harmonische Schwingungen.

16. $y'' - 4y' + 13y = 0$.

Allgemeine Lösung:
$$y = c_1 e^{2t}\cos 3t + c_2 e^{2t}\sin 3t = ke^{2t}\sin(3t+\varphi).$$

Nun wollen wir die gedämpfte harmonische Schwingung
$$y = s_0 e^{-\beta t}\sin\gamma t \tag{1}$$
näher betrachten.

Ist $t = 0$, so wird auch $y = 0$. Die Kurve geht also durch den Nullpunkt. Zunächst beschäftigt uns die Funktion $y = \sin\gamma t$, deren Schaubild eine Sinuskurve ist. Dem Momentanwert t_1 entspricht der Funktionswert $\sin\gamma t_1$. Um wieviel muß γt_1 wachsen, bis der die Kurve erzeugende Punkt eine halbe Sinusschwingung beschrieben hat? Offenbar um π; denn es ist $\sin(\gamma t_1 + \pi) = -\sin\gamma t_1$. Dem Zuwachs von γt_1 um 2π entspricht eine ganze Sinusschwingung, weil $\sin(\gamma t_1 + 2\pi) = \sin\gamma t_1$ ist, usf. Nun schreiben wir $\gamma t_1 + \pi = \gamma\left(t_1 + \frac{\pi}{\gamma}\right)$, d. h. erfährt t_1 den Zuwachs $\frac{\pi}{\gamma}$, so beschreibt der die Sinuskurve erzeugende Punkt eine halbe Sinusschwingung. Entsprechend finden wir $\gamma t_1 + 2\pi = \gamma\left(t_1 + \frac{2\pi}{\gamma}\right)$. Der Zunahme $\frac{2\pi}{\gamma}$ ist eine ganze Sinusschwingung zugeordnet.

Jetzt kehren wir zur Funktion (1) zurück. Wir berechnen y für die Zeiten $t = t_1$; $t = t_1 + \frac{\pi}{\gamma}$; $t = t_1 + 2\frac{\pi}{\gamma}$; $t = t_1 + 3\frac{\pi}{\gamma}$ ... und stellen die Werte in nachstehender Tabelle zusammen:

t	$\lvert y \rvert$
t_1	$s_0 e^{-\beta t_1} \sin\gamma t_1 = y_1$
$t_1 + \frac{\pi}{\gamma}$	$s_0 e^{-\beta t_1} \sin\gamma t_1 \cdot e^{-\pi\frac{\beta}{\gamma}} = e^{-\pi\frac{\beta}{\gamma}} \cdot y_1 = y_2$
$t_1 + 2\frac{\pi}{\gamma}$	$s_0 e^{-\beta t_1} \sin\gamma t_1 \cdot e^{-2\pi\frac{\beta}{\gamma}} = e^{-\pi\frac{\beta}{\gamma}} \cdot y_2 = y_3$
$t_1 + 3\frac{\pi}{\gamma}$	$s_0 e^{-\beta t_1} \sin\gamma t_1 \cdot e^{-3\pi\frac{\beta}{\gamma}} = e^{-\pi\frac{\beta}{\gamma}} \cdot y_3 = y_4$
$\vdots$	$\vdots$

Man findet für die Quotienten

$$\frac{y_1}{y_2} = \frac{y_2}{y_3} = \frac{y_3}{y_4} = \cdots = e^{\pi\frac{\beta}{\gamma}} = q \tag{2}$$

und bezeichnet $q = e^{\pi\frac{\beta}{\gamma}}$ als das Dämpfungsverhältnis, auch als Dekrement. Da β und γ positive Zahlen sind, so ist $q > 1$.

In (2) heißt $\pi\frac{\beta}{\gamma}$ der Dämpfungsexponent und weil $\pi\frac{\beta}{\gamma} = \ln q$, auch das logarithmische Dekrement.

Aus (2) folgt

$$\frac{y_1}{y_2} \cdot \frac{y_2}{y_3} \cdot \frac{y_3}{y_4} \cdots \frac{y_{n-1}}{y_n} = \frac{y_1}{y_n} = q^{n-1} \quad \text{und} \quad q = \sqrt[n-1]{\frac{y_1}{y_n}}.$$

Nun soll die gedämpfte harmonische Schwingung

$$y = 5\,e^{-0,1t} \sin t \tag{1}$$

gezeichnet werden. Es wäre recht umständlich, hierfür eine Funktionstabelle zu berechnen. Wir schlagen besser folgenden Weg ein.

Zunächst betrachten wir die Funktion

$$\varrho = 5\,e^{-0,1t}, \tag{2}$$

worin ϱ und t Polarkoordinaten sind. Sie ist eine logarithmische Spirale. Für $t = 0$ wird $\varrho = 5$. Bei wachsendem t strebt der Fahrstrahl ϱ dem Werte Null zu. Wir logarithmieren Gleichung (2):

$$\log\varrho - \log 5 - 0,1\,t \log e = 0,69 - 0,043\,t. \tag{3}$$

t	0	2π
ϱ	5	2,67

Das auf Exponentialpapier gezeichnete Schaubild von (3) ist eine Gerade, die Exponentialgerade der Funktion (2). Um sie zeichnen zu können, wurde vorstehende kleine Tabelle berechnet. Den Arcus $2\pi = 6,28$ stellen wir durch eine Strecke von 6 cm Länge dar, die wir in 12 gleiche Stücke teilen

(Abb. 34). Die Werte log 5 und log 2,67 übertragen wir mittels des Zirkels vom Rechenschieber in die Zeichnung. Nachdem die drei aufeinanderfolgenden Stücke der Geraden gezeichnet sind, können wir die logarithmische Spirale (2) konstruieren. Zuerst tragen wir den Kreis vom Radius $\varrho = 5$ cm auf (Abb. 35), den wir vom Anfangspunkte O aus in 12 gleiche Teile teilen. Wir zeichnen die zugehörigen Halbmesser und übertragen auf sie aus Abb. 34 die Maßzahlen von ϱ. Dazu benutzen wir selbstredend den Zirkel und den Rechenschieber. Die logarithmische Spirale ermöglicht die Konstruktion der gedämpften harmonischen Schwingung. Man sehe in Abb. 35 nach, wie Punkt P gefunden wird. Ihm kommt der Arcus $\frac{\pi}{3}$ zu. Die gedämpfte harmonische Schwingung wird durch die Exponentialkurven $y = \pm 5e^{-0,1t}$ eingehüllt. In den Punkten, deren Abszissen $\frac{1}{2}\pi$; $\frac{3}{2}\pi$; $\frac{5}{2}\pi$ ...

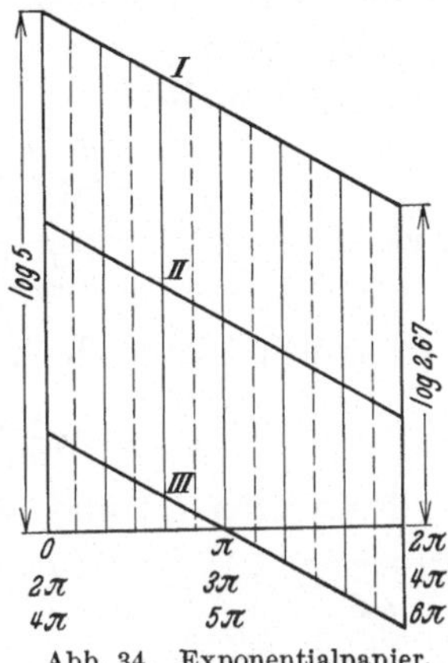

Abb. 34. Exponentialpapier.

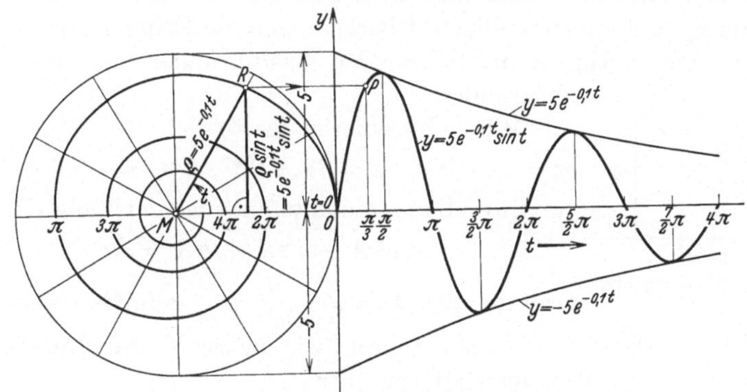

Abb. 35. Gedämpfte harmonische Schwingung.

messen, findet je eine Berührung der eingehüllten mit einer einhüllenden Kurve statt.

Für das Dämpfungsverhältnis von (1) finden wir $q = e^{\pi \frac{\beta}{\gamma}}$ $= e^{0,1 \cdot \pi}$ und hieraus für das logarithmische Dekrement $\ln q = 0,1 \cdot \pi$.

17. In den Aufgaben 8 bis 16 sind Einzelfälle der Differentialgleichung $y'' + ay' + 6y = 0$ gelöst worden. Nun soll die rechte Seite dieser Gleichung zuerst durch $d\cos\omega t$ und dann durch $d\sin\omega t$ ersetzt werden. Die abhängige Variable sei im ersten Fall x, im zweiten y. Es sind also folgende Gleichungen zu lösen:

$$\frac{d^2 x}{d t^2} + a\frac{d x}{d t} + bx = d\cos\omega t \tag{1}$$

und

$$\frac{d^2 y}{d t^2} + a\frac{d y}{d t} + by = d\sin\omega t. \tag{2}$$

Wir multiplizieren die zweite mit j:

$$j\frac{d^2 y}{d t^2} + ja\frac{d y}{d t} + jby = 0 \tag{3}$$

und addieren (1) und (3):

$$\frac{d^2(x+jy)}{d t^2} + a\frac{d(x+jy)}{d t} + b(x+jy) = d(\cos\omega t + j\sin\omega t) = d e^{j\omega t}.$$

Nun substituieren wir $x + jy = z$:

$$\frac{d^2 z}{d t^2} + a\frac{d z}{d t} + bz = d e^{j\omega t}. \tag{4}$$

Diese Gleichung stimmt mit Gleichung (4), Aufgabe 23, Seite 15 weitgehend überein. Es ist daher angezeigt, das dort angewandte Lösungsverfahren auch hier anzuwenden. Unter der Voraussetzung, daß die damaligen Überlegungen in Erinnerung seien, ist es nicht nötig, die nachstehenden Ausführungen eingehend zu begründen.

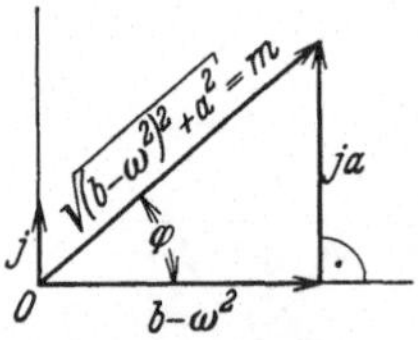

Abb. 36. Komplexe Zahl.

Wir substituieren in (4)

$$z = A e^{j\omega t}; \quad z' = j\omega A e^{j\omega t}; \quad z'' = -\omega^2 A e^{j\omega t}$$

und dividieren die entstehende Gleichung durch $e^{j\omega t}$:

$$-\omega^2 A + jaA + bA = d,$$

woraus für $A = \dfrac{d}{(b-\omega^2) + ja}$ gefunden wird.

Den komplexen Nenner führen wir unter Verwendung der Abb. 36 in die Exponentialform über:

$$b - \omega^2 = m\cos\varphi$$

$$ja = m\cdot j\sin\varphi$$

$$(b-\omega^2) + j\omega = m\cdot e^{j\varphi}; \quad \operatorname{tg}\varphi = \frac{a}{b-\omega^2}.$$

Folglich wird

$$A = \frac{d}{m e^{j\varphi}} = \frac{d}{m} e^{-j\varphi}$$

und

$$z = \frac{d}{m} e^{j\omega t} \cdot e^{-j\varphi} = \frac{d}{m} e^{j(\omega t - \varphi)} \quad (5); \quad \operatorname{tg}\varphi = \frac{a}{b - \omega^2}.$$

Der reelle Teil der Funktion (5), also

$$x = \frac{d}{m} \cos(\omega t - \varphi), \tag{6}$$

ist eine Lösung der Gleichung (1). Den imaginären dividieren wir durch j. In

$$y = \frac{d}{m} \sin(\omega t - \varphi) \tag{7}$$

liegt eine Lösung der Gleichung (2) vor.

Die beiden Lösungen (6) und (7) enthalten keine willkürlichen Konstanten. Die vollständige Lösung einer Differentialgleichung II. Ordnung schließt aber zwei derartige Konstanten in sich. Die notwendigen Ergänzungen zu den Lösungen (6) und (7) finden wir wie im obengenannten Beispiel 23 aus der jeweiligen homogen linearen Differentialgleichung, also aus

$$\frac{d^2 x}{dt^2} + a\frac{dx}{dt} + bx = 0 \quad \text{und} \quad \frac{d^2 y}{dt^2} + a\frac{dy}{dt} + by = 0.$$

Diese Gleichungen stimmen aber, abgesehen davon, daß in der ersten x, in der zweiten y als abhängige Variable erscheint, was belanglos ist, miteinander überein. Wie derartige Gleichungen zu lösen sind, ist in den Aufgaben 8 bis 16 eingehend gezeigt worden.

Zusammenfassend stellen wir fest: Die allgemeinen Lösungen der gegebenen inhomogen linearen Differentialgleichungen

$$\frac{d^2 x}{dt^2} + a\frac{dx}{dt} + bx = d\cos\omega t$$

und

$$\frac{d^2 y}{dt^2} + a\frac{dy}{dt} + by = d\sin\omega t$$

setzen sich je aus zwei Summanden zusammen. Der eine ist die Sonderlösung der gegebenen Gleichung. Der andere, für beide Aufgaben gleichlautend, ist die allgemeine Lösung der homogen linearen Gleichungen

$$\frac{d^2 x}{dt^2} + a\frac{dx}{dt} + bx = 0 \quad \text{oder} \quad \frac{d^2 y}{dt^2} + a\frac{dy}{dt} + by = 0.$$

Nun soll die allgemeine Lösung der Differentialgleichung (1) diskutiert werden. Dabei wollen wir uns auf den Fall beschränken, daß a und b positive Zahlen sind.

Die allgemeine Lösung setzt sich aus zwei grundsätzlich voneinander verschiedenen Teilen zusammen. Der eine, nämlich

$x = \frac{d}{m} \cos(\omega t - \varphi)$ ist eine harmonische Schwingung, die nicht verschwinden kann. Der andere dagegen nimmt mit wachsendem t ohne Ende gegen Null ab. Es handelt sich hierbei um die drei nachstehenden Funktionen $A e^{-mt}$; $A t e^{-mt}$ und $A e^{-mt} \sin(\omega t + \varphi)$. Es empfiehlt sich, die Lösungen der Aufgaben 9, 11, 13, 14 und 15 mit den oben angeführten Funktionen zu vergleichen.

Analog kann die allgemeine Lösung der Differentialgleichung (2) charakterisiert werden.

Differentialgleichungen von der Form (1) und (2) werden wir unten bei der Betrachtung des Einschaltvorganges des elektrischen Stromes begegnen. Dort werden wir die beiden Lösungsteile unter Berücksichtigung gewisser Anfangsbedingungen näher betrachten.

Nochmals Differentialgleichung einer Funktionenschar.

In den Beispielen dieses Abschnittes waren immer Gleichungen von der Form

$$f(x, y, y', y'') = 0 \tag{1}$$

zu integrieren. Die allgemeine Lösung

$$g(x, y, c_1, c_2) = 0 \tag{2}$$

enthielt stets zwei willkürliche Konstanten. Nun wollen wir den Weg in der entgegengesetzten Richtung zurücklegen, d. h. zur Funktionenschar (2) die Differentialgleichung (1) ableiten. Hierbei muß Gleichung (2) zweimal differenziert werden. Aus dem Gleichungssystem

$$\left| \begin{array}{l} g(x, y, y', y'') = 0 \\ g'(x, y, y', y'') = 0 \\ g''(x, y, y', y'') = 0 \end{array} \right|$$

müssen die willkürlichen Konstanten c_1 und c_2 eliminiert werden. Nach dieser Rechnungsvorschrift haben wir oben in Aufgabe 7, Seite 50 zur Funktionenschar $y = k \sin(\omega t + \varphi)$ mit den willkürlichen Konstanten k und φ die Differentialgleichung $y'' = -\omega^2 y$ abgeleitet.

Wir wollen zwei weitere Beispiele betrachten.

18. $y = c_1 e^{-2t} + c_2 e^{-3t}$. Man findet

$$\left| \begin{array}{ll} y = c_1 y^{-2t} + c_2 e^{-3t} & (1) \\ y' = -2 c_1 e^{-2t} - 3 c_2 e^{-3t} & (2) \\ y'' = 4 c_1 e^{-2t} + 9 c_2 e^{-3t}. & (3) \end{array} \right|$$

Wir eliminieren c_1 aus (1) und (2) und ebenso aus (2) und (3):

$$\left| \begin{aligned} 2y + y' &= -c_2 e^{-3t} \\ 2y' + y'' &= 3c_2 e^{-3t}. \end{aligned} \right|$$

Aus dem neuen Gleichungssystem entfernen wir c_2:

$$6y + 3y' + 2y' + y'' = 0 \quad \text{oder} \quad y'' + 5y' + 6y = 0.$$

19. Es sei die Funktionenschar $y = ax^2 + b$ mit den veränderlichen Parametern a und b gegeben. Ihr Schaubild setzt sich aus Parabeln zusammen. Alle Parabelachsen sind der vertikalen Achse des Koordinatensystems parallel.

Aus dem Gleichungssystem

$$\left| \begin{aligned} y &= ax^2 + b \\ y' &= 2ax \\ y'' &= 2a \end{aligned} \right|$$

findet man leicht $xy'' - y' = 0$.

Hier liegt eine homogen lineare Differentialgleichung II. Ordnung vor. Sie unterscheidet sich aber von den oben betrachteten Beispielen dieser Art dadurch, daß der eine ihrer Koeffizienten, nämlich x, nicht konstant ist.

Wir wollen die Gleichung lösen. Zu dem Zwecke führen wir mittels der Substitution $z = \ln x$ eine neue unabhängige Variable ein. Vorerst bestimmen wir die erste Ableitung

$$\frac{dz}{dx} = \frac{1}{x}. \tag{1}$$

Nun wollen wir $\frac{dy}{dx}$ umformen:

$$\frac{dy}{dx} = \frac{dy}{dz} \cdot \frac{dz}{dx}.$$

Unter Berücksichtigung von (1) folgt

$$\frac{dy}{dx} = \frac{1}{x} \cdot \frac{dy}{dz} \tag{2}$$

Diese Gleichung leiten wir nach x ab:

$$\frac{d^2y}{dx^2} = \frac{1}{x}\,\frac{d^2y}{dz^2} \cdot \frac{dz}{dx} - \frac{1}{x^2}\,\frac{dy}{dz}$$

und zufolge (1)

$$\frac{d^2y}{dx^2} = \frac{1}{x^2} \cdot \frac{d^2y}{dz^2} - \frac{1}{x^2} \cdot \frac{dy}{dz} = \frac{1}{x^2}\left(\frac{d^2y}{dz^2} - \frac{dy}{dz}\right). \tag{3}$$

Nun setzen wir (2) und (3) in die gegebene Differentialgleichung ein:

$$\frac{1}{x}\left(\frac{d^2y}{dz^2} - \frac{dy}{dz}\right) - \frac{1}{x}\,\frac{dy}{dz} = 0$$

und multiplizieren mit x. Es ist nun die Gleichung

$$\frac{d^2 y}{d z^2} - 2\frac{d y}{d z} = 0 \tag{4}$$

zu lösen. Sie ist auch homogen linear, enthält aber im Gegensatz zur ursprünglichen Differentialgleichung keinen veränderlichen Koeffizienten mehr. Ihre Lösung ist mittels der Substitution $y = e^{\lambda z}$ leicht zu finden. Die Rechnung ergibt $(\lambda - 2)\lambda = 0$, also $\lambda_1 = 2$ und $\lambda_2 = 0$. Daher lautet die allgemeine Lösung von (4) $y = a e^{2z} + b e^0 = a(e^z)^2 + b$, worin noch z zu ersetzen ist und zwar mittels der oben verwendeten Substitution $z = \ln x$ oder $e^z = x$. Folglich lautet die allgemeine Gleichung der gegebenen Differentialgleichung

$$y = a x^2 + b.$$

Angewandte Beispiele.

1. Geradlinige Bewegung.

Kennt man die beschleunigende Kraft P, unter deren Einfluß die Masse m längs der Geraden s bewegt wird, so führt die Integration der dynamischen Grundgleichung

$$m\frac{d^2 s}{d t^2} = m\frac{d v}{d t} = P \tag{1}$$

zum gesuchten Bewegungsgesetz $s = f(t)$.

I. Freier Fall im luftleeren Raum. Hier ist $P = mg$. Die dynamische Grundgleichung ergibt $\frac{d^2 s}{d t^2} = \frac{d v}{d t} = g$. Die positive Richtung der Geraden s zeigt nach dem Erdmittelpunkt. Die erste Integration führt zur Geschwindigkeit $\frac{ds}{dt} = v = gt + c_1$. Die Konstante c_1 bestimmen wir aus der Anfangsbedingung $v = 0$ für $t = 0$. Also wird $c_1 = 0$.

$$\frac{ds}{dt} = v = gt. \tag{2}$$

Wir integrieren nochmals: $s = \frac{g t^2}{2} + c_2$. Es gelte $s = 0$ für $t = 0$. Folglich ist $c_2 = 0$ und

$$s = \frac{g t^2}{2}. \tag{3}$$

II. Freier Fall gegen den Luftwiderstand. Das Gewicht des fallenden Körpers sei Q. Ihm wirkt der Luftwiderstand entgegen.

Aber wie soll er in Rechnung gestellt werden? Gewöhnlich geht man von der Annahme aus, er sei in Annäherung

$$a\left(\frac{ds}{dt}\right)^2 = av^2, \tag{4}$$

also proportional einer Konstanten und dem Quadrate der jeweiligen Geschwindigkeit. Die Konstante a kann nur aus Versuchen mit dem fallenden Körper ermittelt werden.

Die beschleunigende Kraft ist zufolge dieser Ausführungen $P = Q - a\left(\frac{ds}{dt}\right)^2$, so daß die dynamische Grundgleichung (1), auf unseren Fall angewendet, lautet:

$$m\frac{d^2 s}{dt^2} = Q - a\left(\frac{ds}{dt}\right)^2. \tag{5}$$

Weniger genaue Resultate erhält man, wenn an Stelle von (4) für den Luftwiderstand $b\frac{ds}{dt} = bv$ tritt, wo b wiederum durch Versuche zu ermitteln ist. Für diese Annahme lautet die dynamische Grundgleichung

$$m\frac{d^2 s}{dt^2} = Q - b\frac{ds}{dt}. \tag{6}$$

Wir wollen zuerst Gleichung (6) betrachten, weil sie leichter zu integrieren ist als (5). Durch die Substitution $\frac{ds}{dt} = v$; $\frac{d^2 s}{dt^2} = \frac{dv}{dt}$ führen wir sie in eine Differentialgleichung I. Ordnung über:

$$m\frac{dv}{dt} = Q - bv.$$

Um diese integrieren zu können, schreiben wir

$$\frac{dt}{m} = \frac{dv}{Q - bv} = -\frac{1}{b}\,\frac{d(Q - bv)}{Q - bv},$$

woraus $\frac{t}{m} + c_1 = -\frac{1}{b}\ln(Q - bv)$ oder $\ln(Q - bv) = -b\left(\frac{t}{m} + c_1\right)$ und nach dem Übergang zur Exponentialfunktion

$$Q - bv = e^{-bc_1} e^{-\frac{bt}{m}} = k_1 e^{-\frac{bt}{m}} \quad \text{oder} \quad v = \frac{Q}{b} - \frac{k_1}{b} e^{-\frac{bt}{m}}$$

gefunden wird. Um die Integrationskonstante k_1 zu bestimmen, wollen wir wie in Fall I annehmen, die Bewegung habe vom Zustande der Ruhe aus begonnen, es sei also $v = 0$ für $t = 0$. Daraus ergibt sich $k_1 = Q$. Daher lautet das Gesetz für die Geschwindigkeit

$$v = \frac{Q\left(1 - e^{-\frac{bt}{m}}\right)}{b}. \tag{7}$$

Da im ersten Teil des Büchleins Funktionen von dieser Form diskutiert worden sind, so kann hier eine nähere Betrachtung unterbleiben. Wir stellen nur fest, daß v dem Endwerte $\frac{Q}{b}$ zustrebt und die Zeitkonstante $\tau = \frac{m}{b}$ ist.

Nun ist (7) zu integrieren:

$$v = \frac{ds}{dt} = \frac{Q}{b}\left(1 - e^{-\frac{bt}{m}}\right); \qquad ds = \frac{Q}{b}\,dt + \frac{Qm}{b^2}\,e^{-\frac{bt}{m}}\,d\left(-\frac{bt}{m}\right)$$

und

$$s + k_2 = \frac{Q}{b}\,t + \frac{mQ}{b^2}\,e^{-\frac{bt}{m}}.$$

Es ist $s = 0$ für $t = 0$. Folglich gilt $k_2 = \frac{Qm}{b^2}$ und weiter

$$s = \frac{Q}{b}\,t + \frac{Qm}{b^2}\,e^{-\frac{bt}{m}} - \frac{Qm}{b^2} = \frac{Q}{b}\left(t + \frac{m}{b}\,e^{-\frac{bt}{m}} - \frac{m}{b}\right). \tag{8}$$

Der Potenzexponent $\frac{bt}{m}$ muß eine absolute Zahl, also dimensionslos, sein. Für b ergibt sich als Dimensionsformel

$$[b] = \frac{m}{t} = \text{Masse : Zeit}.$$

Die Formeln (7) und (8) müssen (2) und (3) als Einzelfall enthalten, für den $b = 0$ ist. Setzt man aber in (7) für $b = 0$, so wird $v = \frac{0}{0}$, also unbestimmt. Um den wahren Wert zu ermitteln, entwickeln wir die Exponentialfunktion in (7) in ihre Reihe:

$$\begin{aligned} v &= \frac{Q}{b}\left[1 - \left(1 - \frac{bt}{m} + \frac{1}{2!}\frac{b^2t^2}{m^2} - + \cdots\right)\right] \\ &= Q\left[\frac{t}{m} - \frac{1}{2!}\frac{bt^2}{m^2} + - \cdots\right]. \end{aligned}$$

Jetzt setzen wir $b = 0$. Also wird $v = \frac{Qt}{m}$. Da $Q = mg$ ist, so folgt $v = gt$. Die Unbestimmtheit der Gleichung (7), wenn $b = 0$ ist, kann auch durch Differenzieren sowohl des Zählers als auch des Nenners nach b beseitigt werden. Man findet

$$v = \left|\frac{Q\,\frac{t}{m}\,e^{-\frac{bt}{m}}}{1}\right|_{b=0} = \frac{Qt}{m} = \frac{mgt}{m} = gt.$$

Die beiden vorstehenden Verfahren können ebenso zur Ermittlung der Funktion für s verwendet werden, wenn in (8) für $b = 0$ gesetzt wird. Wir wollen hier jedoch nur die Methode des

Differenzierens benützen. Da das erstmalige Ableiten nach b die Unbestimmtheit nicht beseitigt, so muß ein zweites Mal differenziert werden:

$$s = Q\left.\frac{bt + m e^{-\frac{bt}{m}} - m}{b^2}\right|_{b=0} = \frac{0}{0} = Q\left.\frac{t - t e^{-\frac{bt}{m}}}{2b}\right|_{b=0} = \frac{0}{0}$$

$$= Q\left.\frac{\frac{t^2}{m} e^{-\frac{bt}{m}}}{2}\right|_{b=0} = \frac{Q t^2}{2m}.$$

Weil $Q = mg$ ist, so folgt $s = \frac{g t^2}{2}$.

Wir gehen nun zur Betrachtung der Gleichung (5) über:

$m\frac{d^2 s}{dt^2} = Q - a\left(\frac{ds}{dt}\right)^2$ oder, da $\frac{ds}{dt} = v$, also $\frac{d^2 s}{dt^2} = \frac{dv}{dt}$ ist,

$$m\frac{dv}{dt} = Q - a v^2.$$

Wir trennen die Variablen:

$$dt = m\frac{dv}{Q - a v^2} = \frac{m}{Q}\cdot\frac{dv}{1 - \frac{a}{Q} v^2}.$$

Um die Rechnung zu vereinfachen, substituieren wir

$$\frac{a}{Q} = h^2. \tag{9}$$

Folglich wird $dt = \frac{m}{Q}\cdot\frac{dv}{1 - h^2 v^2}$ und

$$t + c = \frac{m}{Q}\int\frac{dv}{1 - h^2 v^2}. \tag{10}$$

Auf die Funktion $\frac{1}{1 - h^2 v^2}$ wollen wir die Teilbruchzerlegung anwenden und schreiben hierzu

$$\frac{1}{1 - h^2 v^2} = \frac{A}{1 + hv} + \frac{B}{1 - hv},$$

worin A und B zu berechnen sind. Wir multiplizieren die Gleichung mit $1 + hv$:

$$\frac{1}{1 - hv} = A + B\frac{1 + hv}{1 - hv}.$$

Da v eine veränderliche Größe ist, so muß die Gleichung auch für $1 + hv = 0$, also $v = -\frac{1}{h}$, gültig sein. In diesem Falle verschwindet der letzte Summand, und es folgt für $A = \frac{1}{2}$. Durch Wiederholung des Verfahrens resultiert ebenso für $B = \frac{1}{2}$. Also gilt

$$\frac{1}{1 - h^2 v^2} = \frac{1}{2}\,\frac{1}{1 + hv} + \frac{1}{2}\,\frac{1}{1 - hv}.$$

Die Richtigkeit ist leicht zu kontrollieren. Für das Integral in (10) ergibt sich nun

$$\int \frac{dv}{1-h^2v^2} = \frac{1}{2}\int \frac{dv}{1+hv} + \frac{1}{2}\int \frac{dv}{1-hv} = \frac{1}{2h}\int \frac{d(1+hv)}{1+hv} - \frac{1}{2h}\int \frac{d(1-hv)}{1-hv}$$

und nach Ausführung der Integration

$$\int \frac{dv}{1-h^2v^2} = \frac{1}{2h}[\ln(1+hv) - \ln(1-hv)] = \frac{1}{2h}\ln\frac{1+hv}{1-hv}.$$

Aus (10) erhalten wir

$$t + c = \frac{m}{2hQ}\ln\frac{1+hv}{1-hv}.$$

Unter der Annahme, es sei $v = 0$ für $t = 0$, wird auch $c = 0$:

$$t = \frac{m}{2hQ}\ln\frac{1+hv}{1-hv} \quad \text{oder} \quad \ln\frac{1+hv}{1-hv} = \frac{2hQ}{m}t$$

und nach dem Übergang zur Exponentialfunktion

$$\frac{1+hv}{1-hv} = e^{\frac{2hQ}{m}t}.$$

Diese Gleichung muß nach v aufgelöst werden. Man findet leicht

$$v = \frac{1}{h}\,\frac{e^{\frac{2hQ}{m}t} - 1}{e^{\frac{2hQ}{m}t} + 1}.$$

Zum Schluß berücksichtigen wir, daß $Q = mg$ und nach (9) $h = \sqrt{\frac{a}{Q}}$ ist.

$$v = \sqrt{\frac{mg}{a}} \cdot \frac{e^{2t\sqrt{\frac{ag}{m}}} - 1}{e^{2t\sqrt{\frac{ag}{m}}} + 1}. \qquad (11)$$

Welchem Werte nähert sich v bei unbegrenzt wachsendem t? In diesem Falle kann (11) durch die Gleichung

$$v = \sqrt{\frac{mg}{a}} \cdot \frac{e^{2t\sqrt{\frac{ag}{m}}}}{e^{2t\sqrt{\frac{ag}{m}}}} = \sqrt{\frac{mg}{a}} = \sqrt{\frac{Q}{a}}$$

ersetzt werden.

Dieses Resultat findet man selbstredend auch mittels der beiden oben verwendeten Methoden zur Bestimmung eines unbestimmten Wertes, also sowohl durch Reihenentwicklung als auch durch Differenzieren.

Wir verzichten auf die Integration der Gleichung (11), weil die Rechnung umständlich ist, sofern man hierbei nicht Hyperbelfunktionen verwendet. Diese Funktionen werden später betrachtet.

Die Funktion (11) muß in (2), also in $v = gt$, übergehen, wenn $a = 0$ gesetzt wird. In diesem Falle nimmt v zunächst die Form $\frac{0}{0}$ an. Den Wert dieser unbestimmten Form wollen wir durch Reihenentwicklungen wie folgt ermitteln:

$$\frac{e^{2t\sqrt{\frac{ag}{m}}} - 1}{\sqrt{a}} = 2t\sqrt{\frac{g}{m}} + 2t^2\frac{g}{m}\sqrt{a} + \frac{4}{3}t^3\frac{ag}{m}\sqrt{\frac{g}{m}} + + \cdots$$

und

$$e^{2t\sqrt{\frac{ag}{m}}} + 1 = 2 + 2t\sqrt{\frac{ag}{m}} + 2t^2\frac{ag}{m} + + \cdots.$$

Nun lassen wir in beiden Reihen a zu Null werden und erhalten aus (11)

$$v = \sqrt{mg} \cdot t\sqrt{\frac{g}{m}} = gt.$$

2. Bewegung des Uhrpendels.

Wir denken uns die Masse m der Pendellinse in ihrem Schwerpunkt P vereinigt. Ferner nehmen wir an, die Masse der Pendelstange sei so gering, daß sie die Pendelbewegung nicht beeinflusse (Abb. 37). Die Pendelstange, deren Länge l ist, habe momentan die Lage OP. Sie bildet mit ihrer Ruhelage OM den Winkel φ. Nun zerlegen wir das Gewicht der Pendellinse $mg = PS$ in die beiden Komponenten PR und PQ. Die erste, in der Richtung der Pendelstange liegend, kann auf die Pendelbewegung keinen Einfluß ausüben. Die treibende Kraft ist die Tangentialkomponente $PQ = mg \sin\varphi$.

Abb. 37. Pendelbewegung.

Nun können wir das dynamische Grundgesetz $m\frac{d^2s}{dt^2} = f$ auf die Pendelbewegung anwenden. Dabei müssen wir bedenken, daß die treibende Kraft PQ den Pendelausschlag $MP = s$ zu verkleinern sucht. Daher ist $f = -mg\sin\varphi$. Somit erhalten wir die Differentialgleichung

$$m\frac{d^2s}{dt^2} = -mg\sin\varphi \qquad \text{oder} \qquad \frac{d^2s}{dt^2} = -g\sin\varphi. \tag{1}$$

Sie enthält zwei abhängige Variable, nämlich s und φ, für die aber die Beziehung $s = l\varphi$ gilt. Wir wollen s eliminieren. Da s und φ Funktionen der Zeit sind, so gilt

$$\frac{ds}{dt} = l\frac{d\varphi}{dt} \quad \text{und} \quad \frac{d^2 s}{dt^2} = l\frac{d^2\varphi}{dt^2}. \tag{2}$$

Aus (1) und (2) erhalten wir als Differentialgleichung für die Pendelbewegung

$$l\frac{d^2\varphi}{dt^2} = -g\sin\varphi. \tag{3}$$

Auf das Lösen dieser Gleichung müssen wir wegen des Auftretens elliptischer Funktionen verzichten.

Wir behelfen uns wie folgt: Wenn das Pendel nur kleine Schwingungen ausführt, so darf $\sin\varphi$ durch φ ersetzt werden. An Stelle von (3) tritt nun die leicht lösbare Gleichung

$$l\frac{d^2\varphi}{dt^2} = -g\varphi. \tag{4}$$

Die Substitution $\varphi = e^{\lambda t}$ führt auf die Beziehung $\lambda = \pm j\sqrt{\frac{g}{l}}$.

Die allgemeine Lösung lautet $\varphi = c_1 e^{jt\sqrt{\frac{g}{l}}} + c_2 e^{-jt\sqrt{\frac{g}{l}}}$, die nach Anwendung der Eulerschen Gleichung $e^{\pm jx} = \cos x \pm j\sin x$ die Form

$$\begin{aligned}\varphi &= (c_1 + c_2)\cos t\sqrt{\frac{g}{l}} + j(c_1 - c_2)\sin t\sqrt{\frac{g}{l}} \\ &= k_1\cos t\sqrt{\frac{g}{l}} + jk_2\sin t\sqrt{\frac{g}{l}}\end{aligned}$$

erhält. Der Gleichung (4) genügt aber ebenso als allgemeine Lösung

$$\varphi = k_1\cos t\sqrt{\frac{g}{l}} + k_2\sin t\sqrt{\frac{g}{l}}.$$

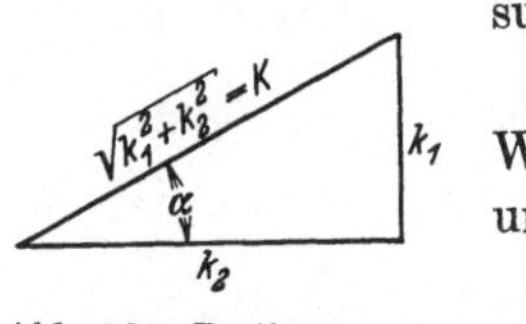

Abb. 38. Bestimmung von α.

Wir formen sie unter Verwendung der Abb. 38 um:

$$\varphi = K\sin\alpha\cos t\sqrt{\frac{g}{l}} + K\sin t\sqrt{\frac{g}{l}}\sin\alpha.$$

$$\varphi = K\sin\left(t\sqrt{\frac{g}{l}} + \alpha\right). \tag{5}$$

Zum Bestimmen der Integrationskonstanten K und α benötigen wir zwei Randbedingungen. Es sei $\varphi = 0$ für $t = 0$, wenn das Pendel die Ruhelage durchschreitet. Ferner sei der größte Ausschlagswinkel $\varphi = \varphi_0$. Er wird erreicht, wenn $t\sqrt{\frac{g}{l}} + \alpha = \frac{\pi}{2}$ ist (oder auch $3\cdot\frac{\pi}{2}$; $5\cdot\frac{\pi}{2}$ usf.). Auf Grund dieser Beziehungen erhalten wir aus (5) die zwei Gleichungen $0 = K \sin\alpha$ und $\varphi_0 = K$. Folglich ist $\alpha = 0$. Nun kann die gesuchte Einzellösung aufgeschrieben werden:

$$\varphi = \varphi_0 \sin t \sqrt{\frac{g}{l}}\,. \tag{6}$$

An dieser harmonischen Schwingung interessiert uns besonders die Schwingungsdauer T. Zu deren Bestimmung vergleichen wir $\sin t \sqrt{\frac{g}{l}}$ mit $\sin \omega t = \sin \frac{2\pi}{T} t$ und erkennen

$$\frac{2\pi}{T} = \sqrt{\frac{g}{l}} \qquad \text{oder} \qquad T = 2\pi \sqrt{\frac{l}{g}}\,. \tag{7}$$

Zum Ergebnis (7) gelangen wir auch durch folgende Überlegungen: Wir zeichnen die Sinuskurve (6), durch die man die Pendelschwingung veranschaulichen kann (Abb. 39).

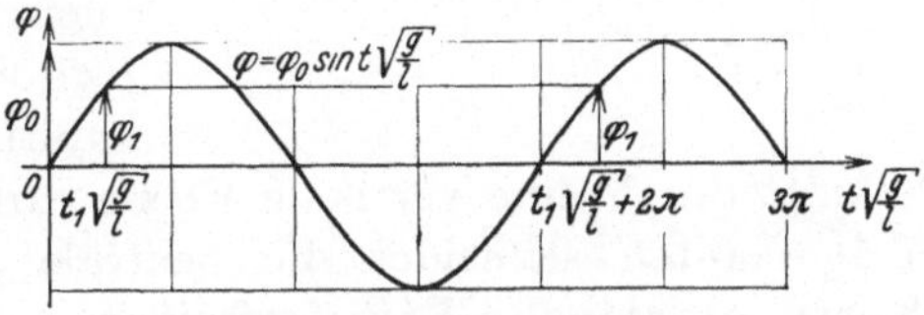

Zur Zeit $t_1 \sqrt{\frac{g}{l}}$ sei der in diesem Moment wachsende Pendelausschlag φ_1:

$$\varphi_1 = \varphi_0 \sin t_1 \sqrt{\frac{g}{l}}\,.$$

Abb. 39. Schwingungsdauer.

Wächst nun $t_1 \sqrt{\frac{g}{l}}$ um 2π, so führt das Pendel in dieser Zeit eine vollständige Schwingung aus (hin und zurück). Nun gilt aber

$$\sin t_1 \sqrt{\frac{g}{l}} = \sin\left(t_1 \sqrt{\frac{g}{l}} + 2\pi\right) = \sin\left[\sqrt{\frac{g}{l}}\left(t_1 + 2\pi \sqrt{\frac{l}{g}}\right)\right],$$

d. h. nimmt t_1 um $2\pi \sqrt{\frac{l}{g}}$ zu, so führt das Pendel in dieser Zeit eine vollständige Schwingung aus. Die Schwingungsdauer beträgt also

$$T = 2\pi \sqrt{\frac{l}{g}}\,.$$

3. Durchbiegung eines Trägers.

1. Wir betrachten einen horizontal eingespannten, im unbelasteten Zustande geraden Freiträger vom rechteckigem Querschnitt F. An seinem freien Ende hänge die Last P. Ihr Angriffspunkt liege im Schwerpunkt der Stirnfläche. Das Gewicht des Freiträgers falle gegen die Last P nicht in Betracht. Unter dem Einfluß der Last P ändert sich die Form des Trägers. Diese Formänderung soll untersucht werden (Abb. 40, 40a, 40b).

Die Last P krümmt den Träger nach unten. Dabei werden die Fasern des oberen Teiles des Trägers gestreckt, die des unteren zusammengedrückt. Zwischen beiden Teilen liegt eine Faser-

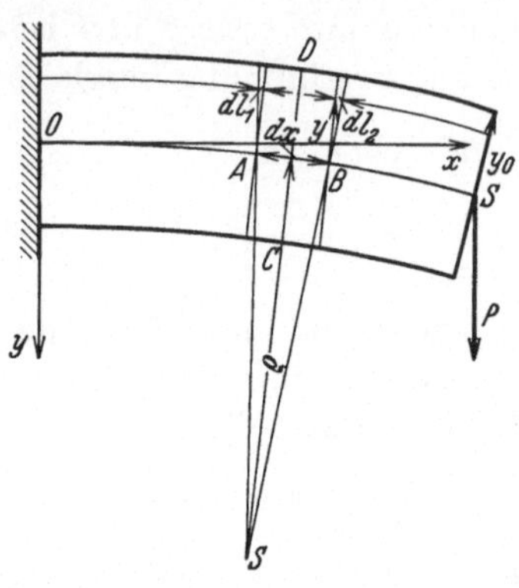

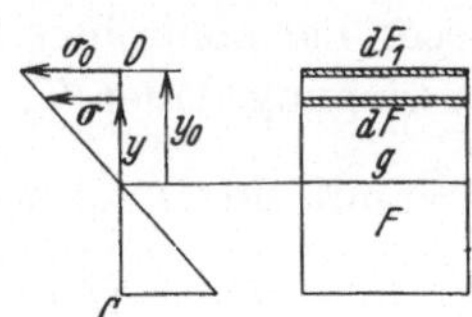

Abb. 40, 40a und b. Elastische Linie.

schicht, die weder gestreckt noch zusammengedrückt, sondern nur gekrümmt wird. Sie wird als **neutrale Faserschicht** bezeichnet. Ein Schnitt durch eine vertikale Ebene parallel zu den gekrümmten Trägerkanten schneidet die neutrale Faserschicht nach einer Kurve, **elastische Linie** geheißen.

a) Wir wollen zeigen, daß die neutrale Faserschicht durch die Schwerpunkte aller Trägerquerschnitte hindurch geht.

Der Zug, der auf die unendlich dünne Faserschicht längs der Deckfläche des Trägers entfällt, ist $dz_1 = \sigma_0\, dF_1$. Einer tiefer gelegenen Faserschicht dF kommt der Zug

$$dz = \sigma\, dF \tag{1}$$

zu. Unter der Voraussetzung, der ebene Querschnitt $CD = F$ des unbelasteten Trägers werde durch die Trägerbelastung nicht verbogen, ergibt Abb. 40a die Beziehung

$$\frac{\sigma}{\sigma_0} = \frac{y}{y_0} \qquad \text{oder} \qquad \sigma = \frac{\sigma_0}{y_0}\, y\,. \tag{2}$$

Daher geht (1) über in $dz = \frac{\sigma_0}{y_0}\, y\, dF$. Nun summieren wir alle dz über den ganzen Querschnitt F, d. h. wir integrieren über F. Hierfür schreiben wir $z = \frac{\sigma_0}{y_0}\int\limits_F y\, dF$. Da der belastete Träger im Gleichgewicht ist, so muß $z = 0$ sein, was nur möglich wird, wenn $\int\limits_F y\, dF = 0$, also die Summe aller auf den Querschnitt F

wirkenden Drehmomente den Wert Null ergibt. Dies trifft aber nur dann zu, wenn die Drehachse g (Abb. 40b) eine Schwerachse des Querschnittes F ist. Damit ist erwiesen, daß die neutrale Faserschicht durch den Schwerpunkt eines jeden Querschnittes hindurch geht. Man kann die elastische Linie so legen, daß sie mit der gekrümmten Trägerachse zusammenfällt. In ihrem äußersten Punkte rechts S greift die Last P an.

b) Das Drehmoment, das auf das Flächendifferential dF entfällt, beträgt $dM = \sigma\, dF \cdot y$. Unter Verwendung von (2) wird $dM = \frac{\sigma_0}{y_0} y^2\, dF$. Die Summe aller auf den Querschnitt F wirkenden Drehmomente ist

$$M = \frac{\sigma_0}{y_0} \int\limits_F y^2\, dF,$$

worin $\int\limits_F y^2\, dF$ das Trägheitsmoment J des Querschnittes F bezogen auf die Schwerachse g ist.

$$M = \frac{\sigma_0}{y_0} J. \tag{3}$$

c) Das Faserstück im Abstand y von der ursprünglichen Länge $AB = dx$ (Abb. 40) erfährt durch die Last P zufolge des Hookeschen Gesetzes die Verlängerung

$$dl_1 + dl_2 = dl = \frac{dx \cdot P}{E \cdot F},$$

worin E den Elastizitätsmodul des Trägermaterials bedeutet. Da $\frac{P}{F} = \sigma$ ist, so wird

$$dl = \frac{\sigma\, dx}{E}. \tag{4}$$

Geometrisch entnimmt man der Abb. 40

$$dl = y\, d\varphi \quad (5) \qquad \text{und} \qquad dx = \varrho\, d\varphi, \tag{6}$$

worin ϱ der Krümmungsradius des Bogenstückes $AB = dx$ der elastischen Linie und $d\varphi$ der Winkel der Geraden SA und SB ist. Aus (4), (5) und (6) folgt $y\, d\varphi = \frac{\sigma \varrho\, d\varphi}{E}$ oder $\frac{\sigma}{y} = \frac{E}{\varrho}$, und da nach (2) $\frac{\sigma}{y} = \frac{\sigma_0}{y_0}$ ist, so erhalten wir $\frac{\sigma_0}{y_0} = \frac{E}{\varrho}$. Diesen Wert substituieren wir in (3):

$$M = \frac{E}{\varrho} J \qquad \text{oder} \qquad \frac{1}{\varrho} = \frac{M}{EJ}. \tag{7}$$

$\frac{1}{\varrho}$ ist die Krümmung, die dem Faserstück dx zukommt. Nun gilt für den Krümmungsradius ϱ die Beziehung

$$\varrho = \frac{\sqrt{\left[1 + \left(\frac{dy}{dx}\right)^2\right]^3}}{\frac{d^2 y}{d x^2}}.$$

Wenn die elastische Linie nur wenig von einer horizontalen Geraden abweicht, was für unsern Träger zutrifft, so gilt in Annäherung

$$\frac{1}{\varrho} = \pm \frac{d^2 y}{d x^2}. \tag{8}$$

Aus (7) und (8) resultiert

$$E J \frac{d^2 y}{d x^2} = \pm M. \tag{9}$$

Es bleibt noch zu untersuchen, mit welchem Vorzeichen M im Einzelfalle zu versehen ist. Selbstredend müssen die Vorzeichen von $\frac{d^2 y}{d x^2}$ und M miteinander übereinstimmen. Wir wollen uns zuerst mit der zweiten Ableitung befassen an Hand eines Beispiels. Es sei $y = f(x)$ eine kubische Parabel. Ihre erste Ableitung $y' = f'(x)$ ist eine quadratische Parabel und die zweite $y'' = f''(x)$ eine Gerade (Abb. 41).

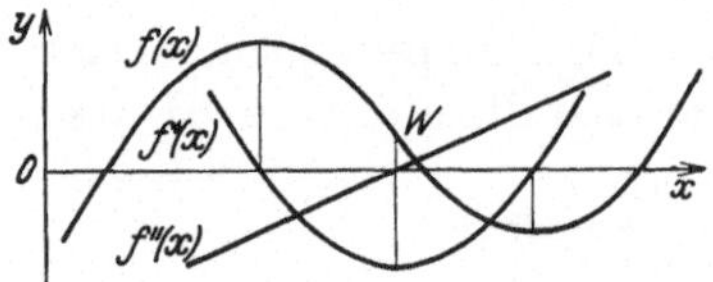

Abb. 41. Krümmung einer Kurve.

Die Kurve $y = f(x)$ hat in W einen Wendepunkt. Weil die positive Richtung der y-Achse nach aufwärts zeigt, so ist $f(x)$ links von W konkav und rechts von W konvex zur x-Achse gekrümmt. Die zweite Ableitung $f''(x)$ ist links von W negativ und rechts von W positiv.

Nun wollen wir das Achsenkreuz so abändern, daß bei gleichbleibender x-Achse die positive Richtung der y-Achse nach abwärts gerichtet ist. Jetzt ist die Kurve $f(x)$ links von W konvex und ihre zweite Ableitung $f''(x)$ positiv. Rechts von W ist $f(x)$ konkav und $f''(x)$ negativ. Mithin gilt bezüglich beider Koordinatenkreuze: Je nachdem $f(x)$ konkav oder konvex zur x-Achse gekrümmt ist, wird $f''(x)$ negativ oder positiv. Bei Verwendung des der Abb. 40 zugrunde gelegten Achsenkreuzes ist die zweite Ableitung der elastischen Linie längs des ganzen Trägers positiv.

Zufolge dieser Erkenntnis muß hier auch M positiv sein. Dieser Forderung werden wir durch nachstehende Festsetzungen gerecht. Ein Drehmoment soll positiv gerechnet werden, wenn es von der positiven x-Achse weg nach der positiven y-Achse hin dreht (Abb. 41a und 41b). Ein Moment, das den gezeichneten Pfeilen entgegen dreht, ist negativ in Rechnung zu stellen. Im Falle der Abb. 40 gilt mithin die Differentialgleichung $EJ\frac{dy^2}{dx^2} = M$. Nun muß M analytisch ausgedrückt werden (Abb. 42). Für den Querschnitt im Abstand x von der Einspannstelle O gilt $M = P(l - x)$. Also erhalten wir als Differentialgleichung der elastischen Linie

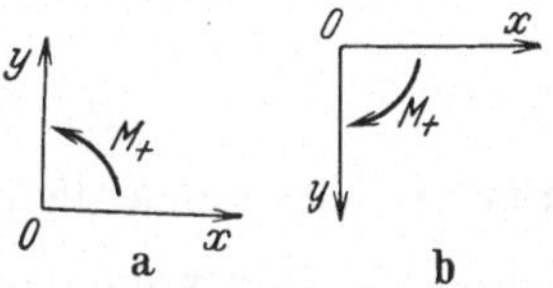

Abb. 41 a und b. Drehmoment.

$$EJ\frac{d^2y}{dx^2} = P(l - x).$$

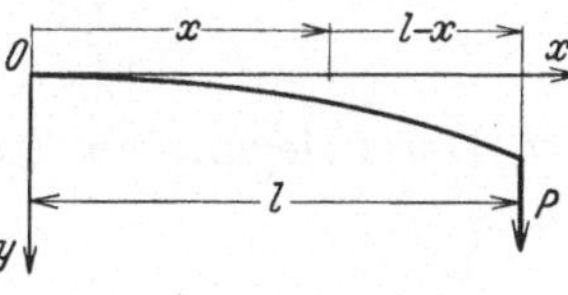

Abb. 42. Freiträger.

Die erstmalige Integration führt auf $EJ\frac{dy}{dx} = P\left(lx - \frac{x^2}{2}\right) + c_1$. Zufolge der horizontalen Einspannung des Trägers ist für $x = 0$ auch $\frac{dy}{dx} = 0$. Daher wird $c_1 = 0$. Nochmals integriert:

$$EJy = P\left(\frac{lx^2}{2} - \frac{x^3}{6}\right) + c_2.$$

Wegen $y = 0$ für $x = 0$ ist auch $c_2 = 0$:

$$y = \frac{P}{EJ}\left(\frac{lx^2}{2} - \frac{x^3}{6}\right) \quad \text{oder} \quad y = \frac{Pl^3}{6EJ}\left[3\left(\frac{x}{l}\right)^2 - \left(\frac{x}{l}\right)^3\right].$$

Die Durchbiegung am freien Trägerende ist

$$f = \frac{Pl^3}{3EJ}.$$

2. Nun ersetzen wir im vorigen Beispiel die Einzellast P am freien Trägerende durch eine über die ganze Trägerlänge l gleichmäßig verteilte Last Q. Also beträgt die Belastung pro Längeneinheit des Trägers $\frac{Q}{l} = q$. Das Drehmoment für den Querschnitt im Abstand x von der Einspannstelle ist $M = \frac{q}{2}(l - x)^2$, und die Differentialgleichung lautet

$$EJ\frac{d^2y}{dx^2} = \frac{q}{2}(l - x)^2 = \frac{q}{2}(l^2 - 2lx + x^2).$$

Wir integrieren: $EJ\frac{dy}{dx} = \frac{q}{2}\left(l^2 x - l x^2 + \frac{x^3}{3}\right) + c_1$. Weil für $x = 0$ auch $\frac{dy}{dx} = 0$ ist, so wird $c_1 = 0$:

$$EJ\frac{dy}{dx} = \frac{q}{2}\left(l^2 x - l x^2) + \frac{x^3}{3}\right).$$

Hieraus
$$EJy = \frac{q}{2}\left(l^2\frac{x^2}{2} - l\frac{x^3}{3} + \frac{x^4}{4}\right) + c_2.$$

Für die Einspannstelle gilt $x = 0$; $y = 0$ und daher $c_2 = 0$. Also lautet die Gleichung der elastischen Linie $y = \frac{q}{2EJ}\left(\frac{l^2 x^2}{2} - \frac{l x^3}{3} + \frac{x^4}{12}\right)$ oder

$$y = \frac{q l^4}{24EJ}\left[6\left(\frac{x}{l}\right)^2 - 4\left(\frac{x}{l}\right)^3 + \left(\frac{x}{l}\right)^4\right].$$

Zum Schluß setzen wir noch $ql = Q$:

$$y = \frac{Q l^3}{24EJ}\left[6\left(\frac{x}{l}\right)^2 - 4\left(\frac{x}{l}\right)^3 + \left(\frac{x}{l}\right)^4\right].$$

Die Durchbiegung am freien Trägerende ist

$$f = \frac{Q l^3}{8EJ}.$$

3. Wir betrachten jetzt den in seinen Endpunkten frei aufliegenden Träger, der in seiner Mitte durch P belastet ist (Abb. 43).

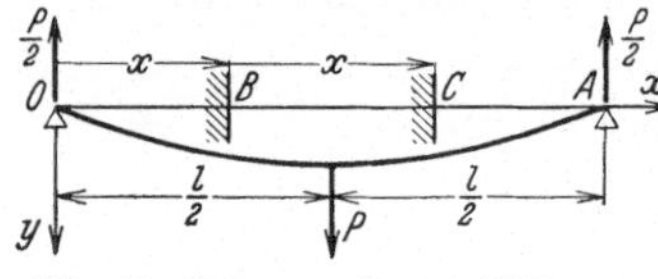

Abb. 43. Träger auf zwei Stützen.

Die Auflagerreaktionen in O und A betragen $\frac{P}{2}$. Längs des ganzen Trägers ist zufolge der konkaven Krümmung $\frac{d^2 y}{dx^2}$ negativ.

a) Trägerhälfte links. Das Drehmoment in bezug auf den Querschnitt B im Abstand x von O ist

$$M = P\left(\frac{l}{2} - x\right) - \frac{P}{2}(l - x) = -\frac{P}{2}x.$$

Daher gilt die Gleichung $EJ\frac{d^2 y}{dx^2} = -\frac{P}{2}x$. Integriert:

$$EJ\frac{dy}{dx} = -\frac{P}{4}x^2 + c_1.$$

Für $x = \frac{l}{2}$ wird $\frac{dy}{dx} = 0$ und daher $c_1 = \frac{P l^2}{16}$:

$$EJ\frac{dy}{dx} = -\frac{P}{4}x^2 + \frac{P l^2}{16}.$$

Nochmals integriert:

$$EJy = -\frac{P}{12}x^3 + \frac{P l^2}{16}x + c_2.$$

Aus $y = 0$ für $x = 0$ folgt $c_2 = 0$:

$$y = \frac{P l^3}{16 E J}\left[\frac{x}{l} - \frac{4}{3}\left(\frac{x}{l}\right)^3\right].$$

Für $x = \frac{l}{2}$ folgt als größte Durchbiegung

$$f = \frac{P l^3}{48 E J}.$$

b) Trägerhälfte rechts. Das Drehmoment in bezug auf den Querschnitt C im Abstand x von O ist

$$M = -\frac{P}{2}(l - x) = \frac{P}{2}(x - l).$$

Also gilt

$$E J \frac{d^2 y}{d x^2} = \frac{P}{2}(x - l),$$

woraus zunächst

$$E J \frac{d y}{d x} = \frac{P}{2}\left(\frac{x^2}{2} - l x\right) + c_1$$

gefunden wird. Für $x = \frac{l}{2}$ ist $\frac{dy}{dx} = 0$, somit $\frac{P}{2}\left(\frac{l^2}{8} - \frac{l^2}{2}\right) + c_1 = 0$ und hieraus $c_1 = \frac{3}{16} P l^2$.

$$E J \frac{d y}{d x} = \frac{P}{2}\left(\frac{x^2}{2} - l x + \frac{3}{8} l^2\right).$$

Nochmals integriert:

$$E J y = \frac{P}{2}\left(\frac{x^3}{6} - \frac{l x^2}{2} + \frac{3}{8} l^2 x\right) + c_2.$$

Aus der Bedingung $y = 0$ für $x = l$ folgt $c_2 = -\frac{P l^3}{48}$:

$$E J y = \frac{P}{2}\left(\frac{x^3}{6} - \frac{l x^2}{2} + \frac{3}{8} l^2 x - \frac{l^3}{24}\right)$$

oder

$$y = \frac{P l^3}{48 E J}\left[4\left(\frac{x}{l}\right)^3 - 12\left(\frac{x}{l}\right)^2 + 9\frac{x}{l} - 1\right].$$

Wie oben wird für $x = \frac{l}{2}$ als größte Durchbiegung

$$f = \frac{P l^3}{48 E J}$$

gefunden.

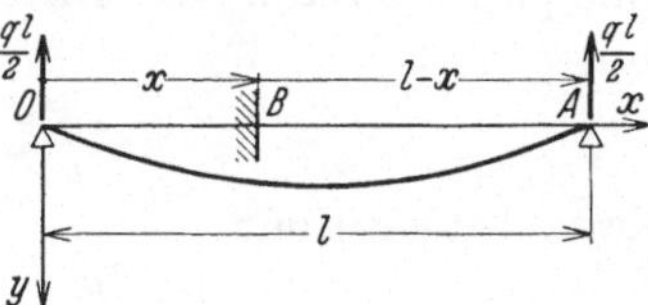

Abb. 44. Träger auf zwei Stützen.

4. Wir ersetzen die Einzellast P der vorigen Aufgabe durch die auf die Trägerlänge l gleichförmig verteilte Streckenlast Q (Abb. 44). Die Belastung pro Einheit der Trägerlänge beträgt $\frac{Q}{l} = q$. Die Auflagerreaktionen in O und A sind $\frac{Q}{2} = \frac{q l}{2}$. Das Drehmoment

des Querschnittes B beträgt

$$M = -\frac{q\,l}{2}(l-x) + \frac{q}{2}(l-x)^2 = \frac{q}{2}(x^2 - l\,x),$$

so daß die Gleichung $EJ\frac{d^2y}{dx^2} = \frac{q}{2}(x^2 - l\,x)$ entsteht. Wir integrieren:

$$EJ\frac{dy}{dx} = \frac{q}{2}\left(\frac{x^3}{3} - \frac{l\,x^2}{2}\right) + c_1.$$

Aus $\frac{dy}{dx} = 0$ für $x = \frac{l}{2}$ folgt $c_1 = \frac{q\,l^3}{24}$:

$$EJ\frac{dy}{dx} = \frac{q}{2}\left(\frac{x^3}{3} - \frac{l x^2}{2} + \frac{l^3}{12}\right)$$

und hieraus

$$EJy = \frac{q}{2}\left(\frac{x^4}{12} - \frac{l\,x^3}{6} + \frac{l^3 x}{12}\right) + c_2.$$

Für $x = 0$ oder $x = l$ wird $y = 0$ und daher $c_2 = 0$:

$$y = \frac{q\,l^4}{24\,EJ}\left[\left(\frac{x}{l}\right)^4 - 2\left(\frac{x}{l}\right)^3 + \frac{x}{l}\right] = \frac{Q\,l^3}{24\,EJ}\left[\left(\frac{x}{l}\right)^4 - 2\left(\frac{x}{l}\right)^3 + \frac{x}{l}\right].$$

Die maximale Durchbiegung in der Trägermitte beträgt

$$f = \frac{5\,Q\,l^3}{384}.$$

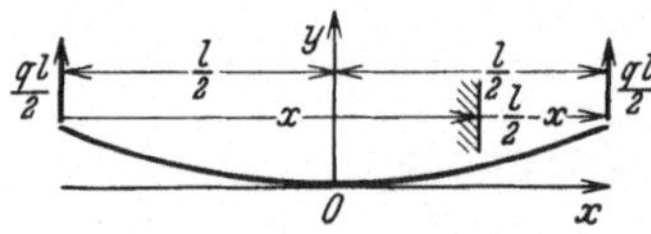

Abb. 45. Träger auf zwei Stützen.

Wir wollen die Durchbiegung des Trägers nochmals berechnen. Dabei soll das Achsenkreuz der Abb. 45 zugrunde gelegt werden. Da die elastische Linie konvex gekrümmt ist, so wird $\frac{d^2y}{dx^2}$ positiv. Daher muß das Moment M auch positiv sein. In der Tat ist

$$M = \frac{q\,l}{2}\left(\frac{l}{2} - x\right) - \frac{q}{2}\left(\frac{l}{2} - x\right)^2 = \frac{q}{2}\left(\frac{l^2}{4} - x^2\right)$$

eine positive Zahl. Die Differentialgleichung der elastischen Linie lautet

$$EJ\frac{d^2y}{dx^2} = \frac{q}{2}\left(\frac{l^2}{4} - x^2\right).$$

Erste Integration:

$$EJ\frac{dy}{dx} = \frac{q}{2}\left(\frac{l^2 x}{4} - \frac{x^3}{3}\right) + c_1.$$

Da für $x = 0$ auch $\frac{dy}{dx} = 0$ ist, so muß auch $c_1 = 0$ sein.

$$EJ\frac{dy}{dx} = \frac{q}{2}\left(\frac{l^2 x}{4} - \frac{x^3}{3}\right).$$

Zweite Integration:

$$E J y = \frac{q}{2}\left(\frac{l^2 x^2}{8} - \frac{x^4}{12}\right) + c_2 .$$

Weil für $x = 0$ auch $y = 0$ ist, so wird auch $c_2 = 0$.

$$y = \frac{q}{2 E J}\left(\frac{l^2 x^2}{8} - \frac{x^4}{12}\right) = \frac{q l^4}{48 E J}\left(\frac{x}{l}\right)^2 \cdot \left[3 - 2\left(\frac{x}{l}\right)^2\right].$$

Für $x = \pm \frac{l}{2}$ wird

$$f = \frac{5 q l^4}{384 E J} = \frac{5 Q l^3}{384 E J} .$$

4. Differentialgleichung der Seilkurve.

Vorerst wollen wir uns das Wesentlichste des Seilecks in Erinnerung rufen. An einem Seile, das über die Auflager A und B geführt wird (Abb. 46), sind in den Punkten P_1, P_2, P_3 und P_4

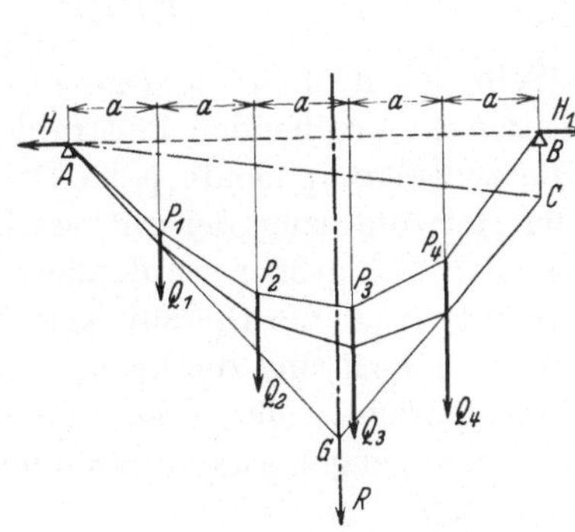

Abb. 46. Seileck.

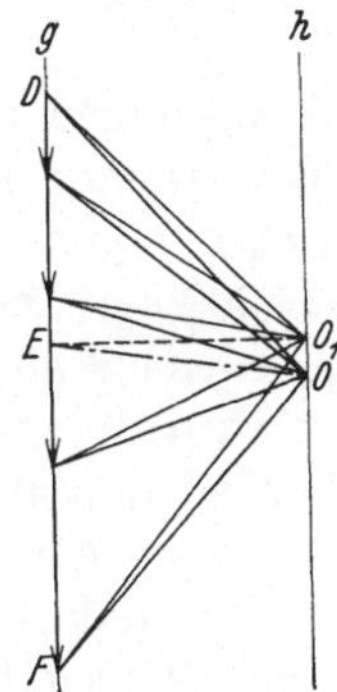

Abb. 47. Kräfteplan.

die Lasten $Q_1 = 100$ kg; $Q_2 = 150$ kg; $Q_3 = 200$ kg und $Q_4 = 250$ kg befestigt. Diese Lasten werden durch die bei A und B angreifenden horizontalen Kräfte H und H_1 von je 300 kg im Gleichgewicht gehalten.

Es soll der Verlauf des Seiles zwischen A und B unter Berücksichtigung der angegebenen Kräfte konstruiert werden. Die Reibung an den Auflagern A und B soll unberücksichtigt bleiben. Zunächst zeichnen wir den Kräfteplan. Wir tragen auf der Geraden g (Abb. 47), der Belastungslinie, die Lasten Q_1 bis Q_4 in bekannter Weise auf, indem wir 100 kg durch die Strecke von 1 cm Länge darstellen. Der Pol O ist, dem Horizontalzug $H = H_1$

= 300 kg entsprechend, ein Punkt der Geraden h parallel g im Abstand 3 cm von g. Nun ziehen wir die Polstrahlen und die zu ihnen parallelen Seilstrahlen. So erhalten wir das Seileck AC. Zur Schlußseite AC parallel ziehen wir den Polstrahl EO. Die Strecke ED mißt den Auflagerdruck in A, nämlich 300 kg und die Strecke FE den in B, der 400 kg beträgt. Die Auflagerkräfte bleiben unverändert, wenn $Q_1 + Q_2 + Q_3 + Q_4 = R$ durch den Schnittpunkt G der äußersten Seilstrahlen gelegt wird.

Das Seileck AC wäre nun richtig konstruiert, wenn das Auflager rechts statt bei Punkt B in C liegen würde. Das gezeichnete Seileck AC muß der Lage des Auflagers B entsprechend eine Änderung erfahren. Wir verschieben es so nach oben, daß zwar A unverändert bleibt, dagegen C nach B fällt. Nun muß das Seileck AB konstruiert werden. Wir ziehen in Abb. 47 die Horizontale EO_1 und zeichnen das dem Pol O_1 entsprechende Seileck AB.

Die Spannungen in den Seilstücken AP_1 bis P_4B ermitteln wir durch Messung der Länge der entsprechenden Polstrahlen, die zum Pol O_1 gehören. Die Horizontalkomponente jeder Seilspannung mißt 300 kg. Dies ist der Horizontalzug, der mit den Lasten Q_1 bis Q_4 Gleichgewicht herstellt. Bei größer werdendem Horizontalzug wird das Seileck flacher, und die Spannungen in den Seilstücken werden größer. Je eine Last und die Seilspannungen links und rechts sind im Gleichgewicht. Man erkennt dies aus der Tatsache, daß drei so zusammengehörige Spannungen in Abb. 47 ein Dreieck bilden.

Bei größer werdender Zahl der Lasten nähert sich die Form des Seilecks einer Kurve. Im Grenzfalle können die Einzellasten durch eine Streckenlast ersetzt werden. In diesem Falle tritt an die Stelle des Seilecks die Seilkurve.

Es sei beispielsweise die gesamte Belastung Q über die ganze Spannweite $AB = l$ gleichmäßig verteilt. Sie kann durch ein Rechteck von der Länge l und der Höhe $y = q = \frac{Q}{l}$ veranschaulicht werden. Das Rechteck wird als Belastungsfläche und dessen Höhe $y = q$ als Belastungsdichte bezeichnet. In $y = q$ erkennen wir eine horizontale Gerade im Abstande q von der Achse. Selbstredend kann an ihre Stelle irgendeine Funktion $y = f(x)$ treten, Abb. 48, von der wir bei der nun folgenden Ableitung der Differentialgleichung der Seilkurve annehmen wollen, sie verlaufe stetig.

In Abb. 48 ist die Belastungsfläche und die den Auflagern O und D entsprechende Seilkurve schematisch gezeichnet. Die positive Richtung der vertikalen Achse der Seilkurve zeigt nach abwärts. Ebenso sind die positiven Ordinaten von $y = f(x)$ abwärts gerichtet.

Abb. 48a ist eine Skizze des Kräfteplanes der gezeichneten Seilkurve. Die Strecke H entspricht dem Horizontalzug.

Nun legen wir durch den Punkt P im Abstande x von O_1 und O (Abb. 48) einen vertikalen Schnitt durch die Belastungsfläche und die Seilkurve. In P zeichnen wir an die Seilkurve die

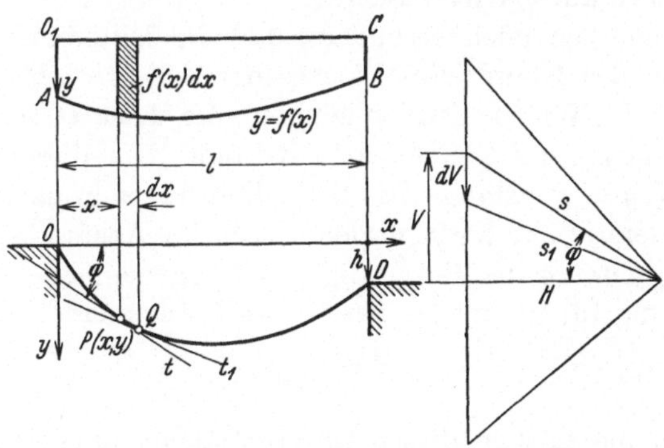

Abb. 48 und 48 a. Differentialgleichung der Seilkurve.

Tangente t. Ihr entspricht im Kräfteplan die Spannung s. Die Tangente t und die Strecke s sind parallel. Die Winkel von t mit der horizontalen Achse und von s mit H sind durch φ bezeichnet.

Jetzt schreiten wir auf der x-Achse um die unendlich kleine Strecke dx vorwärts und schneiden die Belastungsfläche und die Seilkurve nochmals. Der Tangente t_1 in Q ist der Polstrahl s_1 parallel.

Die Horizontalkomponente der Spannungen s und s_1 ist H. Die Vertikalkomponente von s sei V, die von s_1 dagegen $V + dV$. Aber dV bedeutet eine Abnahme, wie man aus Abb. 48a erkennt. Offensichtlich ist $dV = -f(x)\,dx$, worin $f(x)\,dx$ das schraffierte Differential der Belastungsfläche bedeutet. Aus der gefundenen Beziehung folgt

$$\frac{dV}{dx} = -f(x). \tag{1}$$

Dem Kräfteplan entnehmen wir $\operatorname{tg}\varphi = \frac{V}{H}$ und berücksichtigen, daß $\operatorname{tg}\varphi = \frac{dy}{dx}$ ist. Also gilt $\frac{dy}{dx} = \frac{V}{H}$ oder $H\frac{dy}{dx} = V$. Diese Gleichung wollen wir differenzieren. Dabei ist zu bedenken, daß H konstant ist.

$$H\frac{d^2y}{dx^2} = \frac{dV}{dx}. \tag{2}$$

Aus (1) und (2) folgt

$$H\frac{d^2y}{dx^2} = -f(x). \tag{3}$$

Dies ist die Differentialgleichung der Seilkurve. Der Horizontalzug H ist willkürlich festzusetzen.

Wir bemerken noch besonders, daß die Differentialgleichung hinsichtlich des Koordinatenkreuzes der Abb. 48 gilt.

Beispiel. Wir wollen annehmen, die Last Q sei über die ganze Spannweite l gleichförmig verteilt. In diesem Fall ist $y = f(x) = q =$ konstant. Das Schaubild dieser Funktion ist eine parallele Gerade zur horizontalen Achse im Abstande q. Physikalisch bedeutet q die Belastung pro Längeneinheit.

Gleichung (3) nimmt nachstehende Form an:

$$H\frac{d^2y}{dx^2} = -q. \tag{4}$$

Die allgemeine Lösung dieser Differentialgleichung ist

$$Hy = -\frac{qx^2}{2} + c_1x + c_2.$$

Die Integrationskonstanten c_1 und c_2 bestimmen wir mittels der Koordinaten der Auflagerpunkte. Diese seien **1.** $x = 0$; $y = 0$; **2.** $x = l$; $y = h$ (s. Abb. 48).

Zufolge der ersten Bedingung wird $c_2 = 0$. Die zweite führt auf die Gleichung $Hh = -\frac{ql^2}{2} + c_1 l$, aus der $c_1 = \frac{2Hh + ql^2}{2l}$ gefunden wird. Die gesuchte Einzellösung ist daher

$$Hy = \frac{2Hh + ql^2}{2l}x - \frac{qx^2}{2}, \tag{5}$$

eine Parabel, die durch den Nullpunkt geht.

Vereinfachend wollen wir annehmen, es sei die Differenz der Höhenlage der beiden Auflager $h = 0$. Dann geht (5) über in

$$y = \frac{ql}{2H}x - \frac{q}{2H}x^2. \tag{6}$$

Die maximale Ordinate $y_{\max} = f$, **Durchhang** geheißen, ergibt sich für $x = \frac{l}{2}$. Es wird $f = \frac{q l^2}{8 H}$ oder, da $q l = Q$ ist,

$$f = \frac{Q l}{8 H}. \tag{7}$$

Wir lösen die Gleichung nach H auf:

$$H = \frac{Q l}{8 f}. \tag{8}$$

Wenn mithin der Durchhang f bekannt ist, so kann der Horizontalzug H berechnet werden.

Wir wollen nun die Länge der Parabel (6) über der Spannweite l berechnen.

Bekanntlich geht man zur Berechnung der Länge einer Kurve $y = f(x)$ von der Beziehung $ds^2 = dx^2 + dy^2$ aus. Durch Umformung finden wir als Länge des Bogenelementes

$$ds = \sqrt{1 + y'^2}\, dx. \tag{9}$$

Den Wert für y' finden wir aus (6), nämlich

$$y' = \frac{q l}{2 H} - \frac{q}{H} x. \tag{10}$$

Folglich wird

$$ds = \sqrt{1 + \left(\frac{q l}{2 H} - \frac{q}{H} x\right)^2}\, dx.$$

Zur Integration dieser Gleichung wollen wir eine Reihenentwicklung zu Hilfe nehmen. Diese Operation führen wir jedoch, der besseren Übersichtlichkeit wegen, an $\sqrt{1 + y'^2}$ in Gleichung (9) aus und ersetzen später y' nach Gleichung (10).

$$\sqrt{1 + y'^2} = (1 + y'^2)^{\frac{1}{2}} = 1 + \frac{1}{2} y'^2 + \binom{\frac{1}{2}}{2} y'^4 + + \cdots. \tag{11}$$

Diese Reihe konvergiert bekanntlich, wenn $|y'| < 1$ ist. Also muß zufolge (10)

$$\left|\frac{q l}{2 H} - \frac{q}{H} x\right| < 1$$

gelten. Diese Bedingung muß selbstverständlich für alle Parabelpunkte im Bereiche $x = 0$ bis $x = l$ erfüllt sein. Den größten Betrag nimmt $\frac{q l}{2 H} - \frac{q}{H} x$ an, wenn $x = 0$ oder $x = l$ ist, nämlich $\frac{q l}{2 H} = \frac{Q}{2 H} = \frac{Q/2}{H}$. Auf unsern Fall angewendet ist somit die Reihenentwicklung (11) nur dann erlaubt, wenn

$$\frac{Q/2}{H} < 1 \tag{12}$$

ist. Der Horizontalzug H muß also größer sein als die Hälfte der Last Q.

Die Reihe (11) konvergiert um so rascher, je kleiner $|y'|$ ist. Über die Bedingung (12) hinausgehend, wollen wir weiterhin annehmen, es sei $|y'| = \left|\frac{ql}{2H} - \frac{q}{H}x\right|$ so klein, daß für die Bogenlänge der Parabel schon ein gutes Annäherungsresultat erhalten werde, wenn wir die Reihe (11) mit dem zweiten Glied abbrechen. Dann ist $\sqrt{1+y'^2} = 1 + \frac{1}{2}y'^2$.

Gleichung (9) geht über in

$$ds = [1 + \tfrac{1}{2}y'^2]\,dx,$$

worin wir y' gemäß (10) ersetzen.

$$\begin{aligned} ds &= \left[1 + \frac{1}{2}\left(\frac{ql}{2H} - \frac{q}{H}x\right)^2\right] dx \\ &= \left[1 + \frac{q^2}{2H^2}\left(\frac{l}{2} - x\right)^2\right] dx = \left[1 + \frac{q^2}{2H^2}\left(\frac{l^2}{4} - lx + x^2\right)\right] dx. \end{aligned}$$

Nun integrieren wir von $x = 0$ bis $x = l$:

$$s = \left| x + \frac{q^2}{2H^2}\left(\frac{l^2 x}{4} - \frac{l x^2}{2} + \frac{x^3}{3}\right)\right|_0^l = l + \frac{q^2 l^3}{24 H^2},$$

und weil $ql = Q$ ist, so wird $s = l + \frac{l}{24}\cdot\frac{Q^2}{H^2}$. In diese Gleichung führen wir zufolge (7) noch den Wert $\frac{Q}{H} = \frac{8f}{l}$ ein:

$$s = l + \frac{8}{3}\,\frac{f^2}{l}. \tag{13}$$

5. Kettenlinie.

Ein unelastisches, vollkommen biegsames Seil von überall gleichem Querschnitt, das an seinen Endpunkten aufgehängt ist, habe nur sein eigenes Gewicht zu tragen. Das Gewicht pro Längeneinheit sei γ. Die Aufhängepunkte des Seiles können in ungleicher Höhe liegen. Die Gleichgewichtslage des Seiles wird als Kettenlinie bezeichnet. Eine derartige Kurve kann beispielsweise mittels einer Uhrkette veranschaulicht werden. In Abb. 49 ist eine Kettenlinie gezeichnet.

Die Horizontalkräfte H und H_1, die das Seil AB im Gleichgewicht halten, sind dem Betrage nach einander gleich. Abb. 49a ist eine Skizze des dem Seile zugeordneten Kräfteplanes.

Da die Kettenlinie eine Seilkurve ist, so könnten wir bei der Ableitung ihrer Differentialgleichung an die Ausführungen in der vorigen Aufgabe anknüpfen. Wir sehen aber hiervon ab, weil das in Abb. 48 verwendete Achsenkreuz im vorliegenden Falle nicht zweckmäßig ist.

Wir wollen die y-Achse nämlich so legen, daß sie durch den tiefsten Punkt C der Seilkurve geht. Ihre positive Richtung soll nach aufwärts zeigen. Die Höhenlage der x-Achse soll weiter unten festgelegt werden. Die nachstehenden Überlegungen erfordern keine ausführliche Begründung, weil wir sie von der vorigen Aufgabe her kennen.

In den unendlich benachbarten Seilpunkten P und Q zeichnen wir die Tangenten t und t_1. Ihnen parallel sind die Polstrahlen s

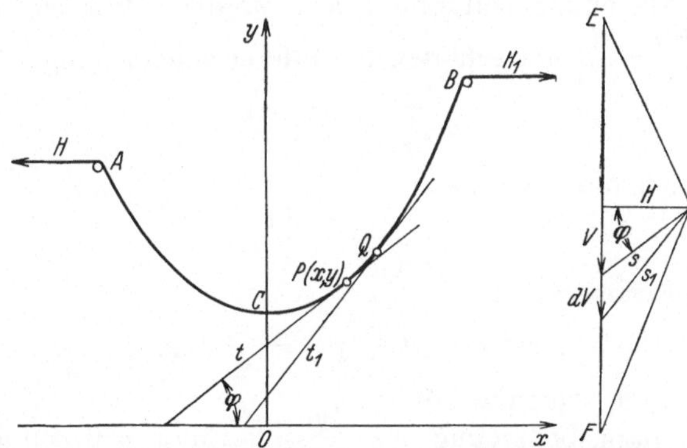

Abb. 49 und 49a. Differentialgleichung der Kettenlinie.

und s_1, die auf der Belastungslinie EF die unendlich kleine Strecke dV ausschneiden. dV mißt das Gewicht des Seildifferentials $PQ = ds$. Es gilt also $dV = \gamma\, ds$ oder, da $ds = \sqrt{1 + \left(\frac{dy}{dx}\right)^2}\, dx$ ist, so erhalten wir $dV = \gamma\, ds = \gamma \sqrt{1 + \left(\frac{dy}{dx}\right)^2}\, dx$ und hieraus

$$\frac{dV}{dx} = \gamma \sqrt{1 + \left(\frac{dy}{dx}\right)^2}. \tag{1}$$

Die Tangente t bildet mit der horizontalen Achse den Winkel φ. Gleich groß ist der Winkel zwischen dem Polstrahl s und dem Horizontalzug H. Nun entnehmen wir den Abb. 49 und 49a die Beziehung

$$\operatorname{tg} \varphi = \frac{dy}{dx} = \frac{V}{H}.$$

Wir differenzieren sie. Dabei bedenken wir, daß H konstant ist,

$$H \frac{d^2 y}{dx^2} = \frac{dV}{dx},$$

und setzen den Wert für $\frac{dV}{dx}$ aus Gleichung (1) ein:

$$\frac{H}{\gamma}\frac{d^2y}{dx^2} = \sqrt{1+\left(\frac{dy}{dx}\right)^2}. \tag{2}$$

Damit ist die Differentialgleichung der Kettenlinie gefunden.

Zur Vereinfachung der Rechnung setzen wir

$$\frac{H}{\gamma} = a. \tag{3}$$

So geht (2) über in

$$a\frac{d^2y}{dx^2} = \sqrt{1+\left(\frac{dy}{dx}\right)^2}. \tag{4}$$

Diese Gleichung soll nun gelöst werden. Wir substituieren $\frac{dy}{dx} = p$; $\frac{d^2y}{dx^2} = \frac{dp}{dx}$ und erhalten die Differentialgleichung I. Ordnung

$$a\frac{dp}{dx} = \sqrt{1+p^2}.$$

Wir trennen die Variablen:

$$\frac{dp}{\sqrt{1+p^2}} = \frac{dx}{a}.$$

Die Integration ergibt

$$\ln\left(p+\sqrt{1+p^2}\right) = \frac{x}{a} + c_1$$

(siehe Seite 9, Aufgabe 16).

Der Anfangsbedingung $p = \frac{dy}{dx} = 0$ für $x = 0$ zufolge wird $c_1 = 0$. Die Funktion

$$\ln\left(p+\sqrt{1+p^2}\right) = \frac{x}{a}$$

führen wir in die Exponentialform über:

$$p + \sqrt{1+p^2} = e^{x/a}.$$

Diese Gleichung soll nach p ausgelöst werden. Zunächst schreiben wir

$$\sqrt{1+p^2} = c^{x/a} - p$$

und quadrieren. Aus $1 = e^{2x/a} - 2pe^{x/a}$ finden wir leicht

$$p = \frac{dy}{dx} = \frac{1}{2}\left(e^{x/a} - e^{-x/a}\right).$$

Wir integrieren:

$$y = \frac{a}{2}\left(e^{x/a} + e^{-x/a}\right) + c_2.$$

Bisher ist die horizontale Achse gegenüber der Kettenlinie noch nicht festgelegt worden. Das soll nun geschehen. Wir wählen sie so, daß für $x = 0$ die Ordinate $y = a$ wird. Also gilt $c_2 = 0$. Somit lautet die Gleichung der Kettenlinie

$$y = \frac{a}{2}\left(e^{x/a} + e^{-x/a}\right). \tag{5}$$

Man heißt die Konstante a den Parameter der Kettenlinie. Für $x = 0$ wird $y = a$. Der Parameter a ist also der Abstand des Scheitels der Kettenlinie von der horizontalen Achse.

Setzt man (3) in (5) ein, so erhält man die Lösung von (2):

$$y = \frac{H}{2\gamma}\left(e^{\frac{\gamma}{H}x} + e^{-\frac{\gamma}{H}x}\right). \tag{6}$$

Hyperbelfunktionen.

Die Diskussion der Kettenlinie wird erleichtert, wenn wir über einige Kenntnisse der Hyperbelfunktionen verfügen. Ohne deren Beziehungen zur gleichseitigen Hyperbel $x^2 - y^2 = 1$ zu besprechen, stellen wir die nachfolgenden Definitionsgleichungen auf:

$$\tfrac{1}{2}(e^x + e^{-x}) = \mathfrak{Cof}\,x, \tag{7}$$

$$\tfrac{1}{2}(e^x - e^{-x}) = \mathfrak{Sin}\,x, \tag{8}$$

$$\frac{e^x - e^{-x}}{e^x + e^x} = \frac{\mathfrak{Sin}\,x}{\mathfrak{Cof}\,x} = \mathfrak{Tg}\,x, \tag{9}$$

$$\frac{e^x + e^{-x}}{e^x - e^{-x}} = \frac{\mathfrak{Cof}\,x}{\mathfrak{Sin}\,x} = \mathfrak{Ctg}\,x. \tag{10}$$

Die Bezeichnungen der rechten Seiten dieser Gleichungen werden mit deutschen Buchstaben geschrieben. $\mathfrak{Cof}\,x$ wird als „Hyperbelcosinus x“ gelesen. Man sagt auch „hyperbolischer Cosinus x“ usf.

Für die drei ersten Funktionen enthält die „Hütte“, Auflage 26, auf den Seiten 38—42 tabellarische Zusammenstellungen.

Die Hyperbelfunktionen sind den Kreisfunktionen an die Seite zu stellen. Von den vielen hyperbolischen Beziehungen wollen wir nur diejenigen ableiten, die wir zur Diskussion der Kettenlinie benötigen.

Aus (7) und (8) finden wir

$$\mathfrak{Cof}^2 x - \mathfrak{Sin}^2 x = \tfrac{1}{4}(e^x + e^{-x})^2 - \tfrac{1}{4}(e^x - e^{-x})^2 = 1.$$

$\mathfrak{Cof}^2 x - \mathfrak{Sin}^2 x = 1$ ist eine fundamentale Beziehung der Hyperbelfunktionen. Man vergleiche sie mit der entsprechenden Formel der Kreisfunktionen $\cos^2 x + \sin^2 x = 1$.

In den Gleichungen (7) bis (10) ersetzen wir x durch $-x$ und erkennen:

$$\mathfrak{Cof}(-x) = \mathfrak{Cof}\,x;\quad \mathfrak{Sin}(-x) = -\mathfrak{Sin}\,x;\quad \mathfrak{Tg}(-x) = -\mathfrak{Tg}\,x;$$
$$\mathfrak{Ctg}(-x) = -\mathfrak{Ctg}\,x.$$

Hier ist empfehlenswert, die hyperbolischen Kurven an Hand der Tabellen in der „Hütte“ zu zeichnen.

Nun wollen wir die Ableitungen der Funktionen (7) bis (10) bestimmen. Nach den Regeln der Differentialrechnung finden wir leicht

$$\frac{d(\mathfrak{Cof}\,x)}{dx} = \frac{1}{2}(e^x - e^{-x}) = \mathfrak{Sin}\,x,$$
$$\frac{d(\mathfrak{Sin}\,x)}{dx} = \frac{1}{2}(e^x + e^{-x}) = \mathfrak{Cof}\,x.$$

Nach einigen leicht ausführbaren Umrechnungen findet man aus (9) und (10)

$$\frac{d(\mathfrak{Tg}\,x)}{dx} = \frac{1}{\mathfrak{Cof}\,x} \quad \text{und} \quad \frac{d(\mathfrak{Ctg}\,x)}{dx} = -\frac{1}{\mathfrak{Sin}^2 x}.$$

Nachstehend sind die Fundamentalintegrale der Hyperbelfunktionen zusammengestellt:

$$\int \mathfrak{Cof}\,x\,dx = \mathfrak{Sin}\,x + c;\qquad \int \mathfrak{Sin}\,x\,dx = \mathfrak{Cof}\,x + c;$$
$$\int \frac{dx}{\mathfrak{Cof}^2 x} = \mathfrak{Tg}\,x + c;\qquad \int \frac{dx}{\mathfrak{Sin}^2 x} = -\mathfrak{Ctg}\,x + c.$$

Diskussion der Kettenlinie.

An Stelle der Gleichung (5) schreiben wir zufolge der Definition (7)

$$y = a\,\mathfrak{Cof}\frac{x}{a}. \tag{11}$$

Wir setzen hierin $a = 5$ und wollen die Kurve $y = 5\,\mathfrak{Cof}\frac{x}{5}$ zeichnen (Abb. 50).

Der „Hütte“ entnehmen wir folgende Funktionstabelle:

x	0	1	2	3	4	5	6	7	8
y	5	5,1	5,4	5,9	6,7	7,7	9,0	10,7	12,9

1. Die Bogenlänge.

In der differentialgeometrischen Beziehung $ds = \sqrt{1 + y'^2}\,dx$ ist aus (11) für $y' = \mathfrak{Sin}\frac{x}{a}$ zu setzen:

$$ds = \sqrt{1 + \mathfrak{Sin}^2\frac{x}{a}}\,dx = \mathfrak{Cof}\frac{x}{a}\,dx.$$

Nun integrieren wir von $x = 0$ bis $x = x$:

$$s = \int_0^x \mathfrak{Cos}\,\frac{x}{a}\,dx = a\int_0^x \mathfrak{Cos}\,\frac{x}{a}\,d\left(\frac{x}{a}\right) = \Big|\, a\,\mathfrak{Sin}\,\frac{x}{a}\Big|_0^x.$$

Aus der Definitionsgleichung (8) erkennen wir, daß $\mathfrak{Sin}\,0 = 0$ ist. Daher wird

$$s = a\,\mathfrak{Sin}\,\frac{x}{a}\,. \tag{12}$$

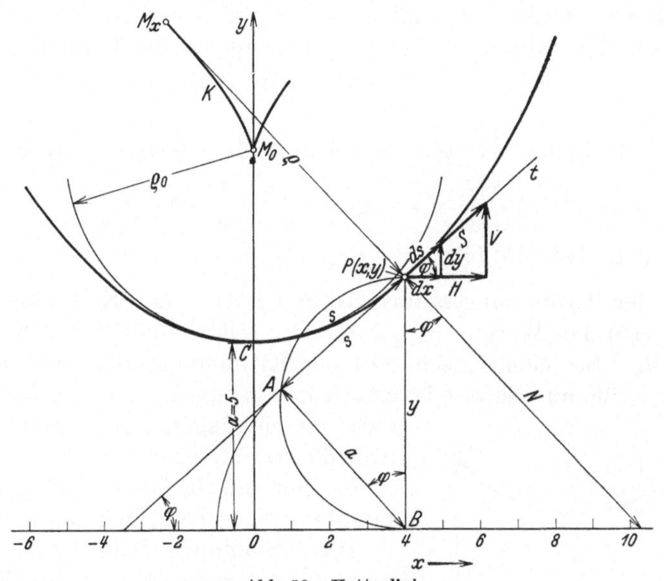

Abb. 50. Kettenlinie.

Diese Bogenlänge kann leicht konstruiert werden. Wir addieren $a^2 + s^2$ und setzen den Wert für s aus (12) ein:

$$a^2 + s^2 = a^2 + a^2\,\mathfrak{Sin}^2\frac{x}{a} = a^2\left(1 + \mathfrak{Sin}^2\frac{x}{a}\right) = a\,\mathfrak{Cos}^2\frac{x}{a} = y^2.$$

Also gilt

$$a^2 + s^2 = y^2. \tag{13}$$

Die drei Strecken a, s und y bilden ein rechtwinkliges Dreieck. Dies ermöglicht die Konstruktion der Bogenlänge s (s. Abb. 50). Der Kurvenbogen CP und die Strecke AP sind gleich lang.

2. Die Tangente.

Der Anstieg der Kurve (11) ist $y' = \operatorname{tg}\varphi = \mathfrak{Sin}\,\frac{x}{a} = \frac{s}{a}$. Der Winkel φ ist zugleich der Gegenwinkel der Kathete s des Dreiecks ABP. Man erkennt, daß die Bogenlänge s in die Tangente t fällt.

3. Die Normale.

Wir entnehmen der Abb. 50 die Proportion $y:N = dx:ds$; $N = y\frac{ds}{dx}$. Aus (12) finden wir für $\frac{ds}{dx} = \mathfrak{Cof}\frac{x}{a}$. Also wird

$$N = y\,\mathfrak{Cof}\frac{x}{a} = \frac{y}{a}\cdot a\,\mathfrak{Cof}\frac{x}{a} = \frac{y^2}{a}. \tag{14}$$

4. Der Krümmungsradius.

Aus der Differentialrechnung kennen wir die Formel

$$\varrho = \frac{\sqrt{(1+y'^2)^3}}{y''}.$$

Aus (11) finden wir $y' = \mathfrak{Sin}\frac{x}{a}$ und $y'' = \frac{1}{a}\mathfrak{Cof}\frac{x}{a}$. Also wird

$$\varrho = a\frac{\sqrt{(1+\mathfrak{Sin}^2 x/a)^3}}{\mathfrak{Cof}\,x/a} = a\,\mathfrak{Cof}^2\frac{x}{a} = \frac{1}{a}\cdot a^2\mathfrak{Cof}^2\frac{x}{a} = \frac{y^2}{a}. \tag{15}$$

Aus (14) und (15) folgt $\quad N = \varrho.$ (16)

Für den Krümmungsradius des Scheitels C der Kettenlinie ergibt (15) den Wert $\varrho = \varrho_0 = a$. Der Mittelpunkt dieses Kreises ist M_0. Der geometrische Ort der Krümmungsmittelpunkte M_x aller Krümmungskreise ist eine Kurve K, die Evolute der Kettenlinie, deren ungefährer Verlauf aus Abb. 50 ersichtlich ist.

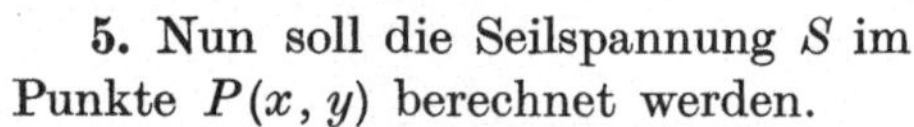

5. Nun soll die Seilspannung S im Punkte $P(x, y)$ berechnet werden.

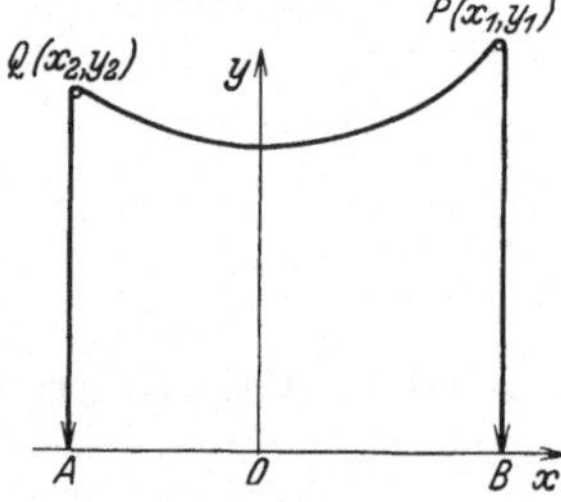

Abb. 51. Kettenstück im Gleichgewicht.

Diese Spannung fällt in die Tangente t. Wir zerlegen S in ihre Komponenten H und V parallel zur horizontalen und zur vertikalen Achse. Dann ist $S = \sqrt{H^2 + V^2}$. Nach (3) ist $H = \gamma a$, und V ist das Gewicht des Seilstückes CP. Daher gilt $V = \gamma s$. Somit wird $S = \sqrt{\gamma^2 a^2 + \gamma^2 s^2} = \gamma\sqrt{a^2 + s^2}$ und nach (13)

$$S = \gamma y. \tag{17}$$

Also ist der Seilzug S gleich dem Gewicht des Seilstückes y, das vom Punkte P bis zur horizontalen Achse hinunter reicht. Um das gefundene Resultat zu veranschaulichen, zeichnen wir ein Bogenstück der Kurve in Abb. 50. Das in Abb. 51 gezeichnete Seil $AQPB$, das in P und Q über kleine Rollen geführt wird, ist im Gleichgewicht.

Die Kettenlinie und die aus ihr gefundenen Funktionen für die Bogenlänge, die Normale, den Krümmungsradius usf. gehören zu den nichtalgebraischen, also zu den transzendenten Funktionen. Wir verzichten auf die Definition der Begriffe „algebraisch" und „transzendent" und bemerken nur, daß zu den transzendenten Funktionen gehören: $y = a^x$; $y = \log x$; $y = \ln x$, die trigonometrischen Funktionen und ihre Umkehrungen, die Arcusfunktionen.

Das Lösen von Aufgaben im Zusammenhang mit der Kettenlinie wird durch die Transzendenz dieser Funktion erschwert. Man benötigt hierzu Funktionstabellen über Hyperbelfunktionen, wie sie auszugsweise in der „Hütte", ausführlicher in den Tafeln der Kreis- und Hyperbelfunktionen von Hayashi, verlegt bei Gruyter, enthalten sind. Einige Aufgaben über die Kettenlinie sind in Föppl: Technische Mechanik Bd. 2 gelöst.

Bei nicht großen Anforderungen an die Genauigkeit kann das Lösen von derartigen Aufgaben durch Zuhilfenahme von Reihenentwicklungen erleichtert werden. Da

$$e^{\pm x} = 1 \pm x + \frac{x^2}{2!} \pm \frac{x^3}{3!} + \frac{x^4}{4!} \pm + \cdots$$

ist, so gilt

$$e^{\pm \frac{x}{a}} = 1 \pm \frac{x}{a} + \frac{x^2}{2!\,a^2} \pm \frac{x^3}{3!\,a^3} + \frac{x^4}{4!\,a^4} \pm + \cdots. \tag{18}$$

Für die Kettenlinie finden wir

$$y = \frac{a}{2}\left(e^{x/a} + e^{-x/a}\right) = a\left(1 + \frac{x^2}{2!\,a^2} + \frac{x^4}{4!\,a^4} + + \cdots\right).$$

Diese Reihe konvergiert um so rascher, je größer a ist, d. h. je flacher die Kettenlinie verläuft.

Bricht man sie mit dem zweiten Glied ab, so erhält man in $y = a\left(1 + \frac{x^2}{2\,a^2}\right)$ eine quadratische Parabel. Um ihre Gleichung in die einfachste Form überzuführen, verschieben wir die horizontale Achse um die Strecke a durch den Scheitelpunkt der Parabel und erhalten so

$$y = \frac{1}{2a}x^2. \tag{19}$$

Ihr möge Abb. 52 entsprechen.

Es soll die Bogenlänge $OP = \frac{s}{2}$ in Annäherung berechnet und konstruiert werden.

Wir entwickeln die durch (12) definierte Bogenlänge

$$s = a\,\mathfrak{Sin}\,\frac{x}{a} = \frac{a}{2}\left(e^{x/a} - e^{-x/a}\right)$$

unter Verwendung von (18) in nachstehende Reihe:

$$s = a\left(\frac{x}{a} + \frac{1}{3!}\frac{x^3}{a^3} + \frac{1}{5!}\frac{x^5}{a^5} + + \cdots\right)$$

und brechen sie mit dem zweiten Glied ab. Gemäß der Abb. 52 ist $x = x_1$ zu setzen. So erhalten wir in

$$OP = s = x_1 + \frac{1}{6}\frac{x_1^3}{a^2} \qquad (20)$$

einen Näherungswert für die Bogenlänge, der wie folgt umgeformt werden soll.

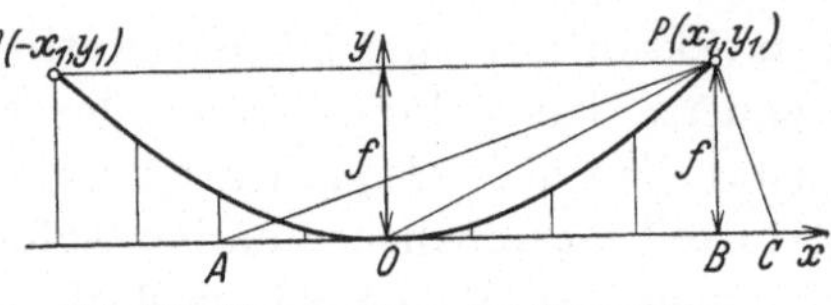

Abb. 52. Konstruktion der Bogenlänge.

Aus Abb. 52 ergibt sich für den Durchhang $f = \frac{1}{2a}x_1^2$, woraus die Beziehung $\frac{1}{a} = \frac{2f}{x_1^2}$ gefunden wird, mittels der wir aus (20) den Parameter a eliminieren können:

$$s = x_1 + \frac{2}{3}\frac{f^2}{x_1}. \qquad (21)$$

Diese Länge läßt sich leicht konstruieren. In Abb. 52 tragen wir $\frac{x_1}{2} = AO$ auf, verbinden A mit P und zeichnen auf AP das Lot PC. Aus den ähnlichen Dreiecken PBC und ABP liest man $BC : f = f : \frac{3}{2}x_1$ und erhält

$$BC = \frac{2}{3}\frac{f^2}{x_1}. \qquad (22)$$

Durch Vergleichung von (21) und (22) ergibt sich die einfache Beziehung

$$\text{Bogen } OP = s = x_1 + BC = OC.$$

Zum Schluß wollen wir (21) mit der früher gefundenen Formel (13) Seite 84 vergleichen. Zu dem Zwecke schreiben wir zunächst die Länge des Parabelbogens QOP (Abb. 52) auf.

$$2s = 2x_1 + \frac{4}{3}\frac{f^2}{x_1}.$$

Nun setzen wir $2x_1 = l$ und $2s = u$ und erhalten

$$u = l + \frac{8}{3}\frac{f^2}{l}.$$

Gleichung (21) stimmt also dem Sinne nach mit Gleichung (13) überein.

6. Das ballistische Galvanometer.

Es sei vorweg bemerkt, daß wir keineswegs beabsichtigen, die vollständige Theorie des Galvanometers zu entwickeln.

Wenn ein Galvanometer durch einen kurzen Stromstoß angeregt wird, so macht sein schwingendes System einen vorübergehenden Ausschlag. Ist J so groß, daß der Ausschlag erst beginnt, nachdem der Stromstoß abgelaufen ist, so spricht man von einem ballistischen Galvanometer.

Wir betrachten nun die Bewegung des schwingenden Systems.

Bekanntlich lautet das dynamische Grundgesetz, angewendet auf die rotierende Bewegung,

$$J \frac{d^2 \varphi}{d t^2} = M \tag{1}$$

siehe Seite 36). Hierin bedeutet J das auf die Drehachse bezogene Trägheitsmoment des rotierenden Körpers und M ein Drehmoment. Da J konstant ist, so besteht unsere Aufgabe darin, M zu bestimmen. Diese Größe setzt sich aus drei physikalisch völlig verschiedenen Summanden zusammen, die wir durch M_1, M_2 und M_3 bezeichnen wollen.

a) Das Drehungsmoment (Torsionsmoment).

Durch den Ausschlag des schwingenden Systems wird der Aufhängefaden längs seiner Achse verdreht. Im Material des Fadens wird durch eine derartige Beanspruchung eine elastische Kraft erzeugt, die die Drehung aufzuheben sucht. Für dieses Drehungsmoment des Fadens ist $M_1 = -E\varphi$ zu setzen, worin E eine Instrumentenkonstante bedeutet. Sie wird als **Direktionskraft** (Richtungskraft) bezeichnet. Das negative Vorzeichen zeigt an, daß das Moment M_1 den Spulenrahmen in die Ruhelage zurückzieht.

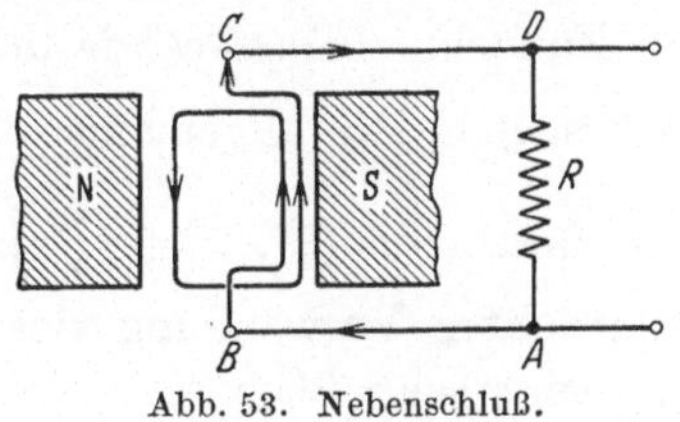

Abb. 53. Nebenschluß.

b) Das elektrische Bremsmoment.

Da sich der Spulenrahmen des Galvanometers im Feld eines Magneten NS bewegt, so wird in ihm eine elektromotorische Kraft induziert, die im Stromkreis $ABCD$ (Nebenschluß) einen Strom erzeugt (Abb. 53), der den Ausschlag des schwingenden Systems bremst, also den Spulenrahmen in die Ruhelage zurückzieht. Das durch diesen Strom erzeugte Bremsmoment ist, wie eingehende

Untersuchungen zeigen, $M_2 = -D_1 \frac{d\varphi}{dt}$, worin D_1 eine Instrumentenkonstante bedeutet.

c) Das Bremsmoment des Luftwiderstandes.

Weil sich der Spulenrahmen mit nur kleiner Winkelgeschwindigkeit $\frac{d\varphi}{dt}$ dreht, so kann für das Bremsmoment des Luftwiderstandes in Annäherung $M_3 = -D_2 \frac{d\varphi}{dt}$ gesetzt werden, worin D_2 ebenfalls eine Instrumentenkonstante ist.

Die Summe der Momente M_2 und M_3 ergibt

$$M_2 + M_3 = -(D_1 + D_2)\frac{d\varphi}{dt} = -D\frac{d\varphi}{dt}.$$

Man heißt D die Reibungskonstante. Nun setzen wir die Summe der gefundenen Werte für M_1, M_2 und M_3 in Gleichung (1) ein:

$$J\frac{d^2\varphi}{dt^2} = -E\varphi - D\frac{d\varphi}{dt} \quad \text{oder} \quad J\frac{d^2\varphi}{dt^2} + D\frac{d\varphi}{dt} + E\varphi = 0. \tag{2}$$

Diese Differentialgleichung ist homogen linear.

Lösung und Diskussion.

Wir lösen Gleichung (2) mittels des oftmals verwendeten Ansatzes $\varphi = e^{\lambda t}$, der auf die Gleichung $J\lambda^2 + D\lambda + E = 0$ führt. Deren Lösung ist

$$\lambda = -\frac{D}{2J} \pm \sqrt{\left(\frac{D}{2J}\right)^2 - \frac{E}{J}}. \tag{3}$$

Zunächst befassen wir uns mit dem Sonderfall $D = 0$, d. h. wir suchen die allgemeine Lösung der Gleichung $J\frac{d^2\varphi}{dt^2} = -E\varphi$ und finden aus (3) $\lambda = \pm j\sqrt{\frac{E}{J}}$ und weiter $\varphi = k_1 e^{jt\sqrt{\frac{E}{J}}} + k_2 e^{-jt\sqrt{\frac{E}{J}}}$ oder unter Verwendung der Eulerschen Gleichung $e^{jx} = \cos x + j\sin x$ schließlich

$$\varphi = a\cos t\sqrt{\frac{E}{J}} + b\sin t\sqrt{\frac{E}{J}}. \tag{4}$$

Wir tragen a und b als Katheten eines rechtwinkligen Dreiecks auf und bezeichnen den Gegenwinkel von a mit α. So finden wir

$$\begin{aligned}\varphi &= \sqrt{a^2 + b^2}\left[\sin t\sqrt{\frac{E}{J}}\cos\alpha + \cos t\sqrt{\frac{E}{J}}\sin\alpha\right] \\ &= \sqrt{a^2 + b^2}\sin\left(t\sqrt{\frac{E}{J}} + \alpha\right) = k\sin\left(t\sqrt{\frac{E}{J}} + \alpha\right),\end{aligned} \tag{5}$$

worin k und α die Integrationskonstanten bedeuten.

Die Funktion $\sin\left(t\sqrt{\frac{E}{J}} + \alpha\right)$ stimmt der Form des Argumentes nach mit $\sin(\omega_0 t + \alpha)$ überein. Der Vergleich beider Funktionen zeigt, daß ω_0 und $\sqrt{\frac{E}{J}}$ einander gleich zu setzen sind. Dabei wollen wir noch die Beziehung $\omega_0 = \frac{2\pi}{T_0}$ berücksichtigen, worin T_0 die Schwingungsdauer der ungedämpften Schwingung ist.

$$\omega_0 = \frac{2\pi}{T_0} = \sqrt{\frac{E}{J}}. \tag{6}$$

Also ist

$$T_0 = 2\pi\sqrt{\frac{J}{E}}. \tag{7}$$

Nun substituieren wir (6) in (3):

$$\lambda = -\frac{D}{2J} \pm \sqrt{\left(\frac{D}{2J}\right)^2 - \left(\frac{2\pi}{T_0}\right)^2}. \tag{8}$$

Diese Gleichung ist für die folgenden Untersuchungen grundlegend.

Wir haben drei Fälle zu unterscheiden:

$$\text{I. } \frac{2\pi}{T_0} > \frac{D}{2J}; \qquad \text{II. } \frac{2\pi}{T_0} = \frac{D}{2J}; \qquad \text{III. } \frac{2\pi}{T_0} < \frac{D}{2J}.$$

Fall I. Abgekürzt kann man (8) in der Form $\lambda = -\beta \pm j\gamma$ schreiben, worin

$$\beta = \frac{D}{2J} \quad \text{und} \quad \gamma = \sqrt{\left(\frac{2\pi}{T_0}\right)^2 - \left(\frac{D}{2J}\right)^2} \tag{9}$$

ist. Dann lautet die allgemeine Lösung

$$\begin{aligned}\varphi &= c_1 e^{(-\beta + j\gamma)t} + c_2 e^{(-\beta - j\gamma)t} \\ &= e^{-\beta t}(c_1 e^{j\gamma t} + c_2 e^{-j\gamma t}).\end{aligned}$$

Sie kann mittels der oben gebrauchten Eulerschen Gleichung in

$$\varphi = e^{-\beta t}(k_1 \cos\gamma t + k_2 \sin\gamma t)$$

übergeführt werden, woraus man mittels des rechtwinkligen Dreiecks mit den Katheten k_1 und k_2

$$\varphi = a e^{-\beta t} \sin(\gamma t + \alpha)$$

findet. Um die willkürlichen Konstanten a und α zu bestimmen, setzen wir zunächst fest, es sei $\varphi = 0$ für $t = 0$. Also muß $\alpha = 0$ sein.

$$\varphi = a e^{-\beta t} \sin\gamma t. \tag{10}$$

Als weitere Anfangsbedingung gelte $\frac{d\varphi}{dt} = \omega_{00}$ für $t = 0$.

Wir differenzieren (10):

$$\frac{d\varphi}{dt} = | a\gamma e^{-\beta t}\cos\gamma t - a\beta e^{-\beta t}\sin\gamma t |_{t=0} = \omega_{00}.$$

Dieser Gleichung zufolge wird $\omega_{00} = a\gamma$ oder $a = \frac{\omega_{00}}{\gamma}$. Abkürzend substituieren wir $\frac{\omega_{00}}{\gamma} = s_0$. So folgt aus (10)

$$\varphi = s_0 e^{-\beta t}\sin\gamma t. \tag{11}$$

Diese Funktion ist auf den Seiten 57—59 diskutiert worden.

Wäre in (2) die Reibungskonstante $D = 0$, so müßte, weil $\frac{D}{2J} = \beta$ ist, auch $\beta = 0$ werden, und (11) würde in eine ungedämpfte harmonische Schwingung übergehen.

Man heißt $D\frac{d\varphi}{dt}$ in Gleichung (2) das Dämpfungsglied der Differentialgleichung.

Nun wollen wir die Schwingungsdauer T der gedämpften Schwingung von (11) berechnen. Es sei $\omega = \frac{2\pi}{T} = \gamma$. Aber nach (9) ist $\gamma = \sqrt{\left(\frac{2\pi}{T_0}\right)^2 - \left(\frac{D}{2J}\right)^2}$ Also erhalten wir die Beziehung

$$\frac{2\pi}{T} = \sqrt{\left(\frac{2\pi}{T_0}\right)^2 - \left(\frac{D}{2J}\right)^2} \quad \text{oder} \quad T = \frac{2\pi}{\sqrt{\left(\frac{2\pi}{T_0}\right)^2 - \left(\frac{D}{2J}\right)^2}}.$$

Nun klammern wir $\frac{2\pi}{T}$ vor:

$$T = \frac{2\pi}{\frac{2\pi}{T_0}\sqrt{1 - \left(\frac{DT_0}{4\pi J}\right)^2}} = \frac{T_0}{\sqrt{1 - \left(\frac{DT_0}{4\pi J}\right)^2}}.$$

Da der Nenner kleiner als 1 ist, so folgt $T > T_0$. Die Schwingungsdauer der gedämpften Schwingung ist also größer als die der ungedämpften.

Fall II. Da hier zufolge der Gleichungen (6) und (8) die Beziehung

$$\left(\frac{D}{2J}\right)^2 = \left(\frac{2\pi}{T_0}\right)^2 = \frac{E}{J}$$

gilt, so ergibt sich für λ in (8) nur eine Lösung, nämlich $\lambda = -\frac{D}{2J}$. Wohl ist die Funktion

$$\varphi = c_1 e^{-\frac{D}{2J}t} = c_1 e^{-\beta t}$$

eine Lösung der Gleichung (2), aber nicht die allgemeine; denn sie enthält nur eine willkürliche Konstante. Zufolge der Ausführungen in Aufgabe 11, Seite 54 ist auch $\varphi = c_2 t \cdot e^{-\beta t}$ eine Lösung von (2). Die allgemeine Lösung lautet somit

$$\varphi = c_1 e^{-\beta t} + c_2 t e^{-\beta t}.$$

Zur Bestimmung der Integrationskonstanten c_1 und c_2 setzen wir

$$1.\ t = 0;\quad \varphi = 0. \qquad 2.\ t = 0;\quad \frac{d\varphi}{dt} = m_0.$$

Zufolge der ersten Bedingung wird $c_1 = 0$. Aus $\varphi = c_2 t e^{-\beta t}$ folgt

$$\frac{d\varphi}{dt} = c_2(1 - \beta t)e^{-\beta t}.$$

Nach der zweiten Bedingung findet man

$$\left| c_2(1 - \beta t)e^{-\beta t} \right|_{t=0} = m_0, \quad \text{also} \quad c_2 = m_0.$$

Folglich gilt

$$\varphi = m_0 t e^{-\beta t}. \tag{12}$$

Die Diskussion dieser Funktion findet man auf den Seiten 55—56.

Während in Fall I das bewegliche System des Galvanometers periodische Schwingungen ausführt, erfolgt in Fall II nur ein einziger Ausschlag, dessen Verlauf aus Abb. 33, Seite 56 ersichtlich ist. Man bezeichnet den Fall II als aperiodischen Grenzfall. Er erzwingt die rascheste Beruhigung des Galvanometers.

Fall III. Hier gilt $\frac{2\pi}{T_0} < \frac{D}{2J}$.

In abgekürzter Form schreiben wir für Gleichung (8)

$$\lambda = -\frac{D}{2J} \pm \sqrt{\left(\frac{D}{2J}\right)^2 - \left(\frac{2\pi}{T_0}\right)^2} = -\beta \pm \delta. \tag{13}$$

Die allgemeine Lösung lautet

$$\varphi = c_1 e^{(-\beta+\delta)t} + c_2 e^{(-\beta-\delta)t} = e^{-\beta t}(c_1 e^{\delta t} + c_2 e^{-\delta t}).$$

Die Integrationskonstanten c_1 und c_2 bestimmen wir mittels der folgenden Anfangsbedingungen:

$$1.\ t = 0;\quad \varphi = 0 \quad \text{und} \quad 2.\ t = 0;\quad \frac{d\varphi}{dt} = n.$$

Nach der ersten wird $c_2 = -c_1$. Also gilt

$$\varphi = c_1 e^{-\beta t}(e^{\delta t} - e^{-\delta t}) = 2 c_1 e^{-\beta t} \mathfrak{Sin}\, \delta t,$$

für $2 c_1 = c$ gesetzt,

$$\varphi = c e^{-\beta t} \mathfrak{Sin}\, \delta t.$$

Um die zweite Anfangsbedingung verwenden zu können, differenzieren wir

$$\frac{d\varphi}{dt} = c\delta e^{-\beta t} \mathfrak{Cof}\, \delta t - c\beta e^{-\beta t} \mathfrak{Sin}\, \delta t$$

und setzen $t = 0$. Wir berücksichtigen die hyperbolischen Beziehungen $\mathfrak{Cos}\,0 = 1$ und $\mathfrak{Sin}\,0 = 0$, die sich aus den Definitionen der Hyperbelfunktionen ergeben. Wir finden $c\delta = n$ oder $c = \frac{n}{\delta}$ und schreiben vereinfachend $\frac{n}{\delta} = n_0$. Die den beiden Anfangsbedingungen angepaßte Lösung ist somit

$$\varphi = n_0 e^{-\beta t}\,\mathfrak{Sin}\,\delta t. \tag{14}$$

Diskussion dieser Funktion. Zunächst schreiben wir

$$\varphi = n_0 e^{-\beta t}\,\mathfrak{Sin}\,\delta t = \frac{n_0}{2}\left[e^{(-\beta+\delta)t} - e^{(-\beta-\delta)t}\right]. \tag{15}$$

Für $t = 0$ wird auch $\varphi = 0$. Die Kurve geht also durch den Nullpunkt.

Welchen Wert nimmt φ an, wenn t sehr groß wird?

Aus (13) geht hervor, daß β und δ positive Zahlen sind und $\beta > \delta$ ist. Der Wert der eckigen Klammer in (15) nähert sich daher bei unendlich wachsendem t dem Werte Null. Für $t = \infty$ wird mithin $\varphi = 0$.

Nun soll unsere Funktion auf Höchst- und Tiefstpunkte hin untersucht werden. Wir differenzieren (15):

$$\frac{d\varphi}{dt} = \frac{n_0}{2}\left[(-\beta + \delta)\,e^{(-\beta+\delta)t} + (\beta + \delta)\,e^{(-\beta-\delta)t}\right]. \tag{16}$$

Aus der Bedingung, daß die eckige Klammer den Wert Null annehmen muß, folgt $(\beta - \delta)\,e^{(-\beta+\delta)t} = (\beta + \delta)\,e^{(-\beta-\delta)t}$ oder

$$e^{2\delta t} = \frac{\beta + \delta}{\beta - \delta} \quad \text{und} \quad t = \frac{1}{2\delta}\ln\frac{\beta + \delta}{\beta - \delta}. \tag{17}$$

Zum numerischen Rechnen eignen sich die natürlichen Logarithmen bekanntlich nicht. Wir formen deshalb (17) mittels der Beziehung $\ln a = \frac{1}{M}\log a$ um. $M = 0{,}43429\ldots$ ist der Modul der Zehner-Logarithmen.

$$t = \frac{1}{2\delta M}\log\frac{\beta + \delta}{\beta - \delta}. \tag{18}$$

Nun muß untersucht werden, ob (14) einen Höchst- oder einen Tiefstwert besitzt, wozu nach den Lehren der Differentialrechnung der gefundene Wert für t in φ'' einzusetzen ist. Im vorliegenden Fall ist es nicht nötig, diese Rechnung durchzuführen. Ein anderer Weg führt leichter zum Ziel.

Es sei n_0 eine positive Zahl. Dann wird φ in (14) positiv, wenn $0 < t < \infty$ ist. Überdies wissen wir, daß den Zeiten $t = 0$

und $t = \infty$ der Funktionswert $\varphi = 0$ entspricht. Ferner erhält man aus (17) für t eine positive Zahl. Man erkennt, daß (17) die Abszisse eines Höchstwertes ist.

Fall III wird als aperiodischer Fall bezeichnet.

Nun soll ein Einzelfall von (14) gezeichnet werden, nämlich

$$\varphi = 10 \cdot e^{-0,2t} \mathfrak{Sin}\, 0,1t \quad \text{(Abb. 54).}$$

Nach (18) mißt die Abszisse des Höchstwertes

$$t = \frac{1}{2 \cdot 0,1 \cdot 0,434} \log \frac{0,3}{0,1} = \frac{1}{0,0868} \log 3 = \frac{0,477}{0,0868} = 5,5\,.$$

Zu nachstehender Zusammenstellung gelangen wir mittels der Tafel der Exponential- und Hyperbelfunktionen in der „Hütte“.

Der aperiodische Fall nähert sich dem aperiodischen Grenzfall, wenn δ klein ist. Dies zeigt nachstehende Rechnung. Wir entwickeln

$$\mathfrak{Sin}\,\delta x = \delta x + \frac{\delta^3 x^3}{3!} + \frac{\delta^5 x^5}{5!} + + \cdots$$

und berücksichtigen nur das erste Glied δx dieser Reihe. Mithin entsteht aus (14) die neue Funktion $\varphi = \delta n_0 t e^{-\beta t} = p_0 t e^{-\beta t}$, die der Form nach mit (12) übereinstimmt.

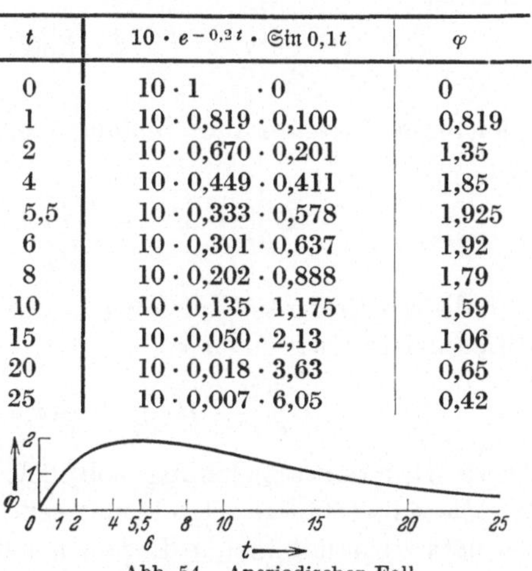

t	$10 \cdot e^{-0,2t} \cdot \mathfrak{Sin}\, 0,1t$	φ
0	10 · 1 · 0	0
1	10 · 0,819 · 0,100	0,819
2	10 · 0,670 · 0,201	1,35
4	10 · 0,449 · 0,411	1,85
5,5	10 · 0,333 · 0,578	1,925
6	10 · 0,301 · 0,637	1,92
8	10 · 0,202 · 0,888	1,79
10	10 · 0,135 · 1,175	1,59
15	10 · 0,050 · 2,13	1,06
20	10 · 0,018 · 3,63	0,65
25	10 · 0,007 · 6,05	0,42

Abb. 54. Aperiodischer Fall.

7. Das allgemeine Ohmsche Gesetz für Wechselstrom.

Zwischen den Klemmen einer Reihenschaltung eines Ohmschen Widerstandes R, einer widerstandsfreien Drosselspule mit der Induktivität L und eines verlustfreien Kondensators mit der Kapazität C liege die Wechselspannung $u = U_0 \sin \omega t$. Man bestimme den stationären Strom (Abb. 55).

Abb. 55. Wechselstromkreis.

Von der gesamten Klemmenspannung liegen die Komponenten Ri am Widerstand, $L\frac{di}{dt}$ an der Drosselspule und u_C am Kondensator. Also gilt, wenn wir die Glieder ordnen,

die Gleichung
$$L\frac{di}{dt} + Ri + u_C = U_0 \sin\omega t. \tag{1}$$

Um ihre Lösung zu ermöglichen, muß vorerst die Kondensatorspannung u_C durch den Strom i ausgedrückt werden.

Einerseits entsteht die Ladung Q eines Belages des Kondensators aus dem ihm zufließenden Strom. Ist sie in einem gewissen Zeitpunkte t_0 gleich Null, so wird für einen beliebigen Zeitpunkt t die Ladung $Q = \int_{t_0}^{t} i\,dt$.

Andererseits ist dieselbe Ladung Q gleich dem Produkt aus der Kapazität C des Kondensators und seiner Spannung u_C. Also ist
$$Q = C u_C = \int_{t_0}^{t} i\,dt \quad \text{und} \quad u_C = \frac{1}{C}\int_{t_0}^{t} i\,dt.$$

Gleichung (1) kann nun in folgender Form geschrieben werden:
$$L\frac{di}{dt} + Ri + \frac{1}{C}\int_{t_0}^{t} i\,dt = U_0 \sin\omega t.$$

Um diese Differentialgleichung in der üblichen Form zu erhalten, differenzieren wir nach t:
$$L\frac{d^2 i}{dt^2} + R\frac{di}{dt} + \frac{1}{C} i = U_0 \omega \cos\omega t. \tag{2}$$

Diese Differentialgleichung soll gelöst werden. Hierzu wollen wir die schwerfällige trigonometrische Funktion vorerst durch die bequem zu handhabende Exponentialfunktion $e^{j\omega t}$ ersetzen (siehe Aufgabe 17, Seite 60), indem wir Gleichung (2) mit einem geeigneten Partner in Verbindung bringen.

Diese neue Gleichung gewinnen wir, indem wir uns zwischen den Klemmen die — gegenüber vorher phasenverschobene — Spannung $u_1 = U_0 \cos\omega t$ denken, die den Strom i_1 erzeugt. Wir kommen so auf die Gleichung
$$L\frac{di_1}{dt} + Ri_1 + \frac{1}{C}\int_{t_0}^{t} i_1\,dt = U_0 \cos\omega t,$$
die wir nach t differenzieren:
$$L\frac{d^2 i_1}{dt^2} + R\frac{di_1}{dt} + \frac{1}{C} i_1 = -U_0 \omega \sin\omega t. \tag{3}$$

Hierzu addieren wir die mit j multiplizierte Gleichung (2) und erhalten so

$$L\left(\frac{d^2 i_1}{dt^2} + j\frac{d^2 i}{dt^2}\right) + R\left(\frac{d i_1}{dt} + j\frac{d i}{d t}\right) + \frac{1}{C}(i_1 + j i) = U_0 \omega (j \cos\omega t - \sin\omega t).$$

Hierfür dürfen wir schreiben:

$$L\frac{d^2(i_1 + j i)}{dt^2} + R\frac{d(i_1 + j i)}{dt} + \frac{1}{C}(i_1 + j i) = U_0 j\omega(\cos\omega t + j\sin\omega t).$$

Wir substituieren $i_1 + j i = z$:

$$L\frac{d^2 z}{dt^2} + R\frac{dz}{dt} + \frac{1}{C}z = U_0 j\omega e^{j\omega t}. \tag{4}$$

Diese Differentialgleichung soll zunächst gelöst werden.

Wir versuchen, ob die Funktion

$$z = A e^{j\omega t}, \tag{5}$$

worin A eine zu bestimmende Konstante bedeutet, eine Lösung der Gleichung (4) sei. Wir substituieren sie und ihre zwei ersten Ableitungen $z' = A j\omega e^{j\omega t}$ und $z'' = -A\omega^2 e^{j\omega t}$ in (4). Nach Division durch $e^{j\omega t}$ finden wir

$$-\omega^2 L A + j\omega R A + \frac{1}{C}A = j\omega U_0$$

und hieraus

$$A = \frac{j\omega U_0}{j\omega R - \omega^2 L + \frac{1}{C}}.$$

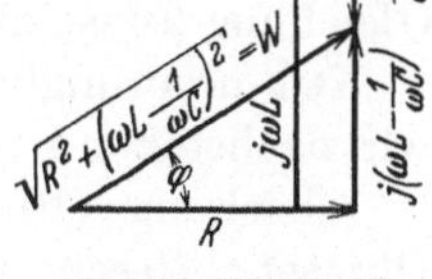

Abb. 56. Scheinwiderstand.

Wir dividieren Zähler und Nenner durch $j\omega$:

$$A = \frac{U_0}{R - \frac{\omega L}{j} + \frac{1}{j\omega C}} = \frac{U_0}{R + j\omega L - j\frac{1}{\omega C}} = \frac{U_0}{R + j\left(\omega L - \frac{1}{\omega C}\right)}.$$

Folglich entsteht aus (5)

$$z = \frac{U_0 e^{j\omega t}}{R + j\left(\omega L - \frac{1}{\omega C}\right)}. \tag{6}$$

Der Nenner hat die allgemeine Form einer komplexen Zahl.

Wir wollen die zugehörige Exponentialform suchen (Abb. 56). Man findet

$$R = \sqrt{R^2 + \left(\omega L - \frac{1}{\omega C}\right)^2}\cdot\cos\varphi,$$

$$j\left(\omega L - \frac{1}{\omega C}\right) = \sqrt{R^2 + \left(\omega L - \frac{1}{\omega C}\right)^2}\cdot j\sin\varphi.$$

Wir addieren die zwei Gleichungen:

$$R + j\left(\omega L - \frac{1}{\omega C}\right) = \sqrt{R^2 + \left(\omega L - \frac{1}{\omega C}\right)^2} \cdot e^{j\varphi}$$

und setzen dieses Resultat in (6) ein:

$$z = i_1 + ji = \frac{U_0 e^{j\omega t}}{\sqrt{R^2 + \left(\omega L - \frac{1}{\omega C}\right)^2} \cdot e^{j\varphi}} = \frac{U_0 e^{j(\omega t - \varphi)}}{\sqrt{R^2 + \left(\omega L - \frac{1}{\omega C}\right)^2}}. \tag{7}$$

Der Winkel φ ist bestimmt durch

$$\operatorname{tg}\varphi = \frac{\omega L - \frac{1}{\omega C}}{R}. \tag{8}$$

Der reelle Anteil von (7) ist

$$i_1 = \frac{U_0 \cos(\omega t - \varphi)}{\sqrt{R^2 + \left(\omega L - \frac{1}{\omega C}\right)^2}}. \tag{9}$$

Den imaginären dividieren wir durch j:

$$i = \frac{U_0 \sin(\omega t - \varphi)}{\sqrt{R^2 + \left(\omega L - \frac{1}{\omega C}\right)^2}}. \tag{10}$$

Gleichung (9) ist eine Lösung von (3) und Gleichung (10) eine von (2).

Der ursprünglich gestellten Aufgabe entsprechend betrachten wir nachstehend nur noch die Gleichungen (2) und (10).

Gleichung (10) bezeichnet man ihrer Form wegen als das Ohmsche Gesetz für Wechselstrom. Ersetzt man nämlich den Zähler durch u und den Nenner durch W, so erhält man die Gleichung $i = \frac{u}{W}$, die der Form nach mit dem Ohmschen Gesetz $I = \frac{U}{R}$ übereinstimmt. Weil in (10) alle drei Widerstandsarten des Wechselstromkreises enthalten sind, so bezeichnet man diese Funktion auch als das allgemeine Ohmsche Gesetz für Wechselstrom.

Man heißt $W = \sqrt{R^2 + \left(\omega L - \frac{1}{\omega C}\right)^2}$ den Scheinwiderstand des Wechselstromes. Es kann W, wie auch die Phasenverschiebung φ, leicht konstruiert werden, wie aus Abb. 56 ersichtlich ist.

Der Scheitelwert I_0 des Stromes (10) wird durch folgende Gleichung bestimmt:

$$I_0 = \frac{U_0}{\sqrt{R^2 + \left(\omega L - \frac{1}{\omega C}\right)^2}}. \tag{11}$$

Hierin wollen wir R, L und C konstant halten, während die Kreisfrequenz ω veränderlich sein soll. So wird I_0 eine Funktion von ω. Für $\omega = 0$ und $\omega = \infty$ wird $I_0 = 0$. Ist $0 < \omega < \infty$, so fällt I_0 positiv aus. Den Höchstwert erreicht I_0, wie aus (11) ersichtlich ist, wenn $\omega L - \frac{1}{\omega C} = 0$, also $\omega = \frac{1}{\sqrt{CL}}$ wird. Diesen Wert wollen wir durch ω_0 bezeichnen. Wir schreiben also

$$\omega_0 = \frac{1}{\sqrt{CL}} \tag{12}$$

und heißen diesen Wert die Eigenfrequenz des Stromes.

Ist ω der angelegten Spannung $U_0 \sin \omega t$ gleich w_0, so erreicht I_0 den Höchstwert, nämlich

$$I_0 = \frac{U_0}{R}. \tag{13}$$

Diesen Wert würde I_0 auch annehmen, wenn der Stromkreis nur den Widerstand R besäße.

Man bezeichnet das Übereinstimmen von ω mit ω_0 als Resonanz und die Schaubilder von (11) als Resonanzkurven.

Kurve I: $R = 12{,}5$

ω	I_0	ω	I_0
0	0	51	6,73
10	0,104	52	4,98
20	0,238	55	2,36
30	0,468	60	1,34
40	1,10	70	0,727
45	2,28	80	0,512
48	4,87	100	0,333
49	6,73	∞	0
50	**8,00**		

Kurve II: $R = 20$

ω	I_0	ω	I_0
0	0	51	4,64
10	0,104	52	3,95
20	0,238	55	2,31
30	0,467	60	1,32
40	1,08	70	0,722
45	2,24	80	0,511
48	3,88	100	0,333
49	4,64	∞	0
50	**5,00**		

Kurve III: $R = 50$

ω	I_0	ω	I_0
0	0	51	1,98
10	0,104	52	1,91
20	0,236	55	1,60
30	0,457	60	1,13
40	0,970	70	0,685
45	1,53	80	0,497
48	1,90	100	0,329
49	1,98	∞	0
50	**2,00**		

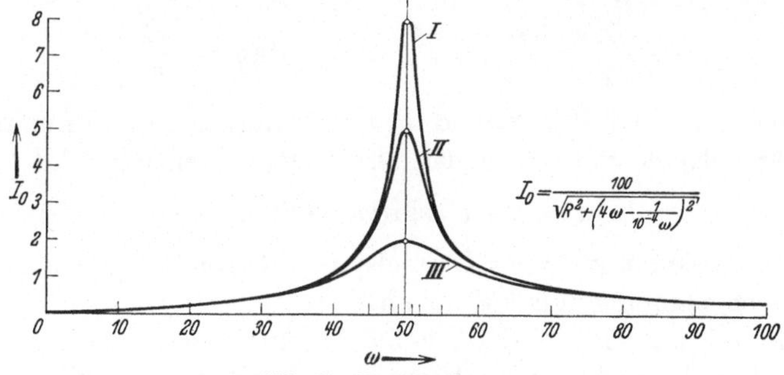

Abb. 57. Resonanzkurven.

Abb. 57 enthält drei derartige Kurven. In allen drei Fällen ist $U_0 = 100$ Volt; $L = 4$ Henry und $C = 10^{-4}$ Farad. Dagegen ist der Reihe nach $R = 12{,}5$; 20 und 50 Ohm. So erreicht I_0 jeweilen den Höchstwert für $\omega = \omega_0 = 50\,\mathrm{sec}^{-1}$ (Abb. 57).

Der Phasenwinkel φ, Gleichung (8), ist von allen drei Widerstandsarten abhängig. Es sollen nun zwei Sonderfälle betrachtet werden.

1. Es fehle in der Reihenschaltung die Drosselspule. Dann wird die Induktivität L zu Null. In Gleichung (2) kommt daher das Glied $L\frac{di}{dt}$ in Wegfall, und die Funktionen (10) und (8) gehen über in

$$i = \frac{U_0 \sin(\omega t - \varphi)}{\sqrt{R^2 + \left(\frac{1}{\omega C}\right)^2}}; \qquad \mathrm{tg}\,\varphi = -\frac{1}{\omega C R}.$$

Nun soll noch der Widerstand R verschwinden, so daß nur noch der Kondensator vorhanden ist. In diesem Grenzfall wird

$$i = \omega C U_0 \sin(\omega t + 90^\circ).$$

In einem verlustfreien Kondensator eilt mithin der Strom der Klemmenspannung um 90° voran.

2. Nun verschwinde in der Reihenschaltung der Kondensator. In einem Grenzübergang können wir uns dies so vorstellen, daß sich die beiden Beläge des Kondensators einander mehr und mehr nähern. Dabei strebt C gegen unendlich. Trotz endlicher Werte von $\int\limits_{t_0}^{t} i\,dt$ bleibt dann u_C Null. Die sich hier aus (1) ergebende Differentialgleichung $L\frac{di}{dt} + Ri = U_0 \sin\omega t$ ist in Aufgabe (13) S. 42 betrachtet worden.

Die Gleichungen (10) und (8) ergeben

$$i = \frac{U_0 \sin(\omega t - \varphi)}{\sqrt{R^2 + (\omega L)^2}} \qquad \text{und} \qquad \mathrm{tg}\,\varphi = \frac{\omega L}{R}.$$

Nun soll auch der Widerstand R verschwinden, so daß nur noch die Drosselspule vorhanden ist. In diesem Grenzfall wird

$$i = \omega L U_0 \sin(\omega t - 90^\circ).$$

In einer widerstandsfreien Drosselspule eilt somit der Strom der Klemmenspannung um 90° nach.

Die Lösung (10) enthält keine Integrationskonstanten. Sie kann deshalb nicht die allgemeine Lösung der Differentialgleichung (2) sein. Die notwendige Ergänzung finden wir in der Lösung der (2) zugeordneten homogen linearen Differentialgleichung

$$L\frac{d^2 i}{dt^2} + R\frac{di}{dt} + \frac{1}{C}i = 0,$$

die auch in der Form

$$CL\frac{d^2 i}{dt^2} + CR\frac{di}{dt} + i = 0 \tag{14}$$

geschrieben werden kann.

Wir wollen sie integrieren und die Lösung kurz diskutieren.

Mittels des Exponentialansatzes $i = e^{\lambda t}$ finden wir

$$CL\lambda^2 + CR\lambda + 1 = 0 \tag{15}$$

und hieraus

$$\lambda = -\frac{R}{2L} \pm \sqrt{\left(\frac{R}{2L}\right)^2 - \frac{1}{CL}}. \tag{16}$$

Es sind nun drei Fälle zu unterscheiden, je nachdem $\left(\frac{R}{2L}\right)^2 - \frac{1}{CL} \gtreqless 0$ ist.

Fall I. $\left(\frac{R}{2L}\right)^2 - \frac{1}{CL} > 0$.

$$\lambda = -\frac{R}{2L} \pm \sqrt{\left(\frac{R}{2L}\right)^2 - \frac{1}{CL}}, \text{ abgekürzt } \lambda = -\alpha \pm \beta.$$

Die allgemeine Lösung lautet

$$i = c_1 e^{(-\alpha+\beta)t} + c_2 e^{(-\alpha-\beta)t}. \tag{17}$$

Da $\alpha > \beta$ ist, so klingen beide Exponentialfunktionen mit wachsendem t ab. Es handelt sich um den aperiodischen Fall.

Fall II. $\left(\frac{R}{2L}\right)^2 - \frac{1}{CL} = 0$.

Die quadratische Gleichung (15) ergibt nur eine Wurzel, nämlich $\lambda = -\frac{R}{2L} = -\alpha$. Der eine Teil der Lösung von (14) ist $k_1 e^{-\alpha t}$, der andere zufolge der Regel nach Beispiel 13, Seite 55 $k_2 t e^{-\alpha t}$. Die allgemeine Lösung ist

$$i = k_1 e^{-\alpha t} + k_2 t e^{-\alpha t}. \tag{18}$$

Dies ist der aperiodische Grenzfall.

Fall III. $\left(\frac{R}{2L}\right)^2 - \frac{1}{CL} < 0$.

$$\lambda = -\frac{R}{2L} \pm j\sqrt{\frac{1}{CL} - \left(\frac{R}{2L}\right)^2}, \text{ abgekürzt } \lambda = -\alpha \pm j\gamma.$$

Als allgemeine Lösung erhalten wir

$$i = l_1 e^{-\alpha t} e^{j\gamma t} + l_2 e^{-\alpha t} e^{-j\gamma t}$$

$$= e^{-\alpha t} \left\{ \begin{matrix} l_1 \cos\gamma t + j l_1 \sin\gamma t \\ l_2 \cos\gamma t - j l_2 \sin\gamma t \end{matrix} \right\} = e^{-\alpha t}(m \cos\gamma t + n \sin\gamma t),$$

woraus unter Verwendung eines rechtwinkligen Dreiecks mit den Katheten m und n die gedämpfte harmonische Schwingung

$$i = k e^{-\alpha t} \sin(\gamma t + \varphi) \tag{19}$$

gefunden wird.

In allen drei Fällen sind die Integrationskonstanten aus den Anfangsbedingungen der jeweiligen Aufgabe zu bestimmen. Wir treten hierauf jedoch nicht ein und bemerken nur, daß die entstehenden Ströme, die als Ausgleichsströme bezeichnet werden, den stationären Strom (10) überlagern und kurze Zeit nach dem Einschalten verlöschen.

Berichtigung.

Auf S. 93, Zeile 6 von oben muß es heißen:
Ist das Trägheitsmoment J des Systems so groß, ...

Druckfehlerberichtigung.

Seite 5. Zeile 10 von unten: $a = \sqrt{5k}$.

„ 15. Zeile 6 von unten: $A = \frac{b}{a + j\omega}$.

„ 32. Zeile 11 von oben: $\frac{b}{a} - \frac{k}{a} e^{-at}$.

„ 41. Zeile 7 von oben: $i = \frac{U_0}{R}\left(1 - e^{-\frac{t}{L/R}}\right)$.

„ 45. Zeile 5 von oben: $t = \mathbf{1{,}17}$.

„ 53. Zeile 10 von unten: $e^{\lambda x}(\lambda^2 + \boldsymbol{a}\lambda + b) = 0$.

„ 60. In Abb. 36 und von Zeile 9 von unten an bis Seite 61, Gleichung (5) ist $\boldsymbol{a}$ zu ersetzen durch $\boldsymbol{a\omega}$ (8mal).

„ 62. Im obern Gleichungssystem ist y' durch c_1 und y'' durch c_2 zu ersetzen.
Zeile 3 von unten: $c_1 \boldsymbol{e}^{-2t}$.

„ 76. Zeile 3 von oben eine Klammer zu viel und Zeile 4: $\frac{x^4}{\mathbf{12}}$.

„ 78. In Abb. 45: Beginnt die Strecke x bei der y-Achse.

„ 88. Zeile 12 von oben: $\frac{1}{\mathfrak{Cof}^2 x}$.

„ 97. Zwei Zeilen nach Gleichung (13): $c_1 e^{(-\beta+\delta)\boldsymbol{t}}$.

„ 100. Gleichung (2): $R\frac{di}{dt}$.

„ 104. Zeile 5 von unten: $i = \frac{U_0}{\boldsymbol{\omega L}} \sin(\omega t - 90^\circ)$.